PREMIERS SECOURS

AVANT L'ARRIVÉE DU MÉDECIN

ou

PETIT DICTIONNAIRE

des cas d'urgence,

A L'USAGE DES GENS DU MONDE;

Suivi d'une

INSTRUCTION SUR LES CHAMPIGNONS,

Accompagnée de huit planches gravées et coloriée,
d'après les dessins de M. Vauthier.

PAR

M. F⁺ CADET-GASSICOURT,

CHEVALIER DE L'ORDRE ROYAL DE LA LÉGION D'HONNEUR, ETC.;
DOCTEUR EN MÉDECINE DE LA FACULTÉ DE PARIS ;
PHARMACIEN
DE S. A. R. MADAME LA DUCHESSE D'ORLÉANS, PRINCESSE ROYALE ;
MEMBRE A. DU CONSEIL DE SALUBRITÉ ;
MEMBRE DE LA SOCIÉTÉ DE PHARMACIE DE PARIS ;
MEMBRE OU CORRESPONDANT DE PLUSIEURS SOCIÉTÉS
SAVANTES OU D'ENCOURAGEMENT.

———◦◉◦———

PARIS.

LABE, LIBRAIRE DE LA FACULTÉ DE MÉDECINE,
Place de l'École de Médecine, 4.

1845.

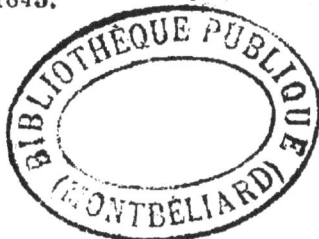

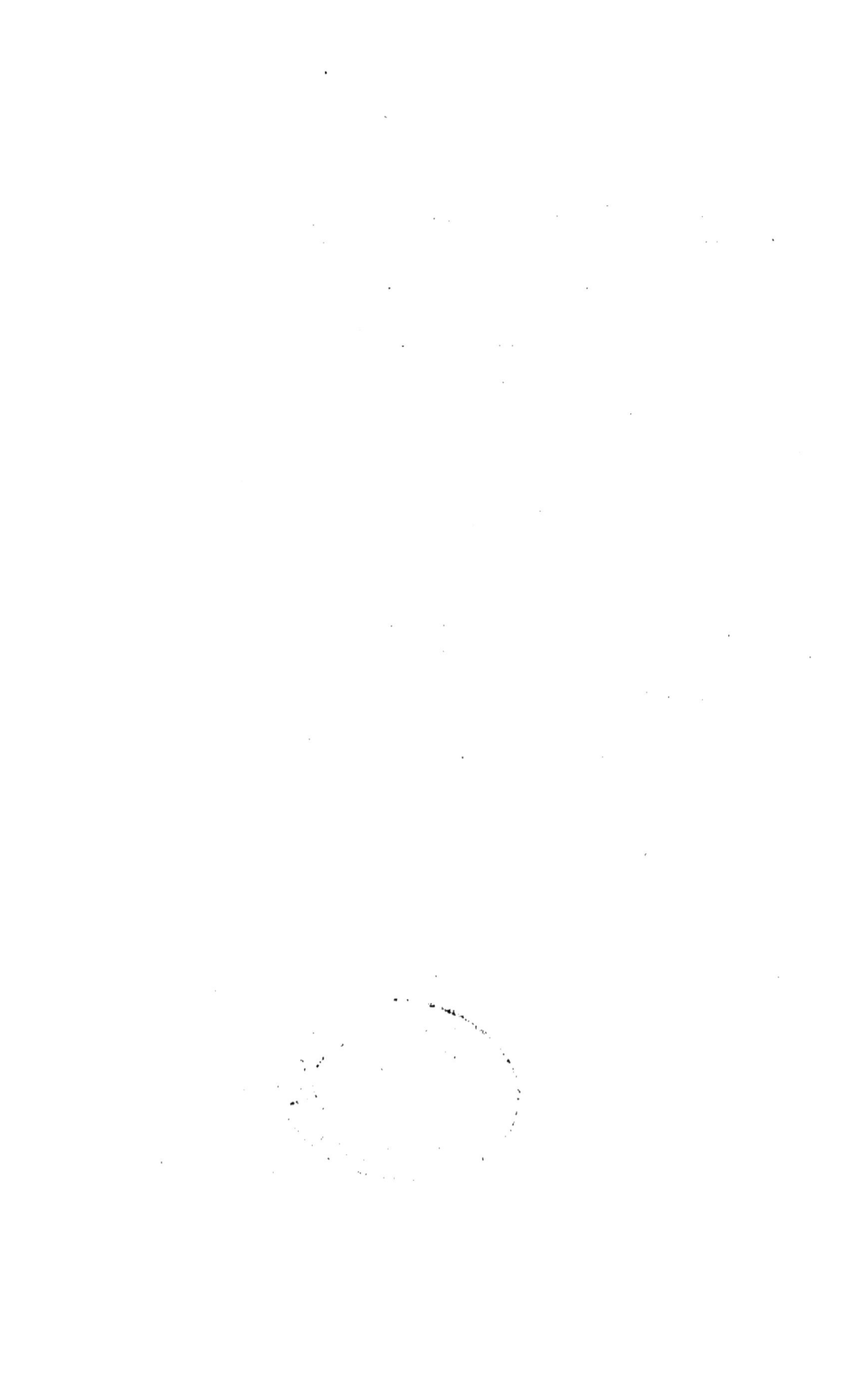

PREMIERS SECOURS

AVANT L'ARRIVÉE DU MÉDECIN.

IMPRIMÉ CHEZ PAUL RENOUARD,

Rue Garancière, 5.

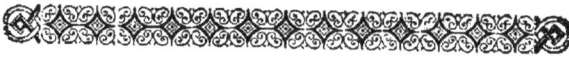

AVIS PRÉLIMINAIRE.

Le titre de ce recueil exprime assez nettement son objet, pour qu'il soit impossible de s'y méprendre. Il présente, suivant l'ordre alphabétique, si favorable à la promptitude des recherches, l'indication succincte de

moyens propres à remplir la lacune
plus ou moins fâcheuse du temps qui
s'écoule entre un accident et l'assistance indispensable de l'homme de
l'art.

Déjà l'avantage d'un guide de cette
espèce fut offert au public sous diverses formes; d'autres publications
l'offriront sans doute à leur tour; et
chacun aidant ainsi, selon l'étendue
de son ressort, à la propagation de
documens nécessaires à toutes les
classes de la société, viendra le temps
où de saines notions se trouveront

généralement répandues; elles serviront, dans l'occasion, à éclairer et fixer l'incertitude d'un zèle secourable, trop souvent égaré par des préjugés et des routines; elles empêcheront surtout que le succès espéré du savoir et de l'expérience, ne se trouve compromis d'avance par des imprudences funestes.

Quelques-uns de nos savans prédécesseurs ont paru donner à ce genre d'instruction populaire une extension trop médicale. Nous efforçant d'éviter ce reproche, et nous renfer-

mant dans notre cadre, nous nous
sommes abstenu, autant que possible, d'y faire entrer des doctrines
curatives qui en eussent débordé la
spécialité. Rien d'ailleurs n'eût été
moins conforme au sentiment de
l'auteur. Loin d'encourager la fausse
et pernicieuse pensée qu'il y ait jamais sécurité complète pour des gens
du monde à se traiter eux-mêmes, il
souhaiterait bien plutôt de contribuer à convaincre la portion nombreuse du public, dont le faible est
connu pour la soi-disant Médecine

à la portée de tous, que c'est un véritable jeu de hasard, où la mise de chacun est la santé, où la chance définitive des profits, comme on sait, n'est guère du côté des joueurs.

Tout ce que des luttes médicales infinies, tout ce que la satire et la muse comique ont fait connaître depuis des siècles, à l'endroit des Médecins et de la Médecine, aboutit certainement à prouver que, l'art de guérir étant le plus difficile et le plus élevé de tous les arts, on ne peut souhaiter trop de garanties de science,

a..

d'expérience, et de jugement dans l'homme à qui l'on confie le soin de la santé, le plus précieux de tous les biens de la vie!

Grâces aux progrès de l'art et surtout à la forte organisation actuelle de notre Faculté de Médecine de Paris, jamais ces garanties si désirables ne furent plus généralement offertes que de nos jours; et il est maintenant peu de localités en France qui ne possèdent de bons Médecins. Mais malheureusement, le cas d'urgence échéant, le Médecin investi de la con-

fiance la mieux méritée, se trouvera
presque toujours retardé par la distance des lieux, par les devoirs même
de sa profession ou par d'autres causes. Cette circonstance, dans les cas
ordinaires, n'est assurément pas importante; on peut même dire qu'en
général, plusieurs heures d'attente
paisible, consacrées au repos et à la
diète, sont assez bien occupées, surtout si l'on a la sagesse de s'abstenir
de tout traitement spontané. Il n'en
est pas ainsi des cas dont chacun est
à portée d'apprécier l'extrême gra-

vité, et pour lesquels l'efficacité des secours dépend de leur application immédiate. Alors chacun devient nécessairement Opérateur et Médecin, dans la limite de l'urgence, et il y a *Bill d'indemnité* pour qui sait et veut être humain et secourable.

Dès long-temps plusieurs de ces cas accidentels, tombés, en quelque sorte, dans le domaine de l'Hygiène publique, sont devenus l'objet d'instructions publiées et affichées, par ordre de l'Administration Municipale; nous en reproduirons ici la substance. Tant que nous nous sommes appuyé sur ces actes initiatifs de l'Autorité, fort de sa garantie, nous avons accepté et transmis, comme chose jugée, ces instructions et leur portée médicale. Arrivé ensuite à des objets dont elle ne s'est pas occupée particulièrement, nous nous sommes demandé, avant d'assumer une responsabilité, s'il pouvait être douteux que l'urgence fût bien réellement la même pour les cas d'empoisonnement et d'invasion foudroyante de certaines maladies, que pour les cas

d'Asphyxie et de morsures venimeu-
ses ; et, la réflexion n'ayant servi qu'à
nous confirmer dans une opinion po-
sitive à cet égard., nous cherchâmes
à nous expliquer pourquoi la pré-
voyance administrative ne s'est pas
étendue à tous les accidens qui présentent pareille imminence de danger. Il nous a semblé qu'on pouvait
répondre avec vérité : ce qu'elle a
fait en premier lieu ne permet pas
de supposer qu'elle hésite., au besoin,
à tirer du sanctuaire de la science
quelques notions médicales, pour les

répandre dans toutes les classes de
citoyens ; elle reconnaît au contraire
pour indispensables et impératives
ces concessions salutaires, en des
circonstances si redoutables, qu'aucun inconvénient possible n'équivau-
drait au danger résultant de l'aban-
don momentané du malade ; si elle
n'a pas embrassé tous les cas de cette
espèce, c'est apparemment qu'ils ne
ressortent pas au même degré de ses
attributions, qu'elle s'arrête au seuil
du foyer domestique, et ne le fran-
chit jamais que contrainte par un in-

térêt public de Sûreté, de Salubrité ou de Justice.

Du reste nous voyons uniquement des avantages à ce que les cas d'urgence soient ainsi réunis et publiés. Nul inconvénient sérieux, nous en sommes persuadés, ne saurait être inhérent à une pensée purement philanthropique; et, s'il s'en présentait, il serait juste de l'attribuer à un vice de forme ou d'exécution, ou bien encore à l'intérêt privé donnant le change au public. En lisant ce recueil, on jugera si nous avons accompli notre

tâche avec conscience et désintéres-
sement ; car nous conseillons aux
personnes qui s'en proposeraient
l'application, de le lire, au moins
une fois, à loisir, afin de se mettre
en état de le pouvoir consulter avec
plus de fruit à l'improviste.

Dans notre ordre alphabétique
nous avons admis indistinctement les
dénominations tant anciennes et vul-
gaires que nouvelles et scientifiques,
en usant de la faculté des renvois, afin
d'éviter les redites qui eussent inu-
tilement grossi ce volume. Les ren-

seignemens se trouvent, en général, placés à la suite des dénominations les plus répandues; non pas
qu'elles justifient toujours cette préférence par leur exactitude, mais
parce que, au véritable point de notre tâche, qui est moins d'instruire
que de secourir, nous devions, avant
toutes choses, nous mettre directement en rapport avec les lecteurs
les plus étrangers à la marche des
sciences.

Nos conseils s'adressant à des personnes le plus souvent prises au dé-

pourvu, nous faisons figurer en premiere ligne les ressources qu'on a presque toujours sous la main, telles que du savon, du sel de cuisine, des œufs, etc.

D'autres fois, l'insuffisance de ces ressources nous a contraints d'indiquer des agens thérapeutiques, mais en aussi petit nombre que possible, peu composés, la plupart d'une innocuité reconnue, et que, dans le cas contraire, le pharmacien ne voudra délivrer, sous sa responsabilité, qu'après s'être convaincu par lui-même de l'urgence exceptionnelle.

Dans l'accomplissement de ce tra-
vail où nos efforts ont été constamment tendus vers la simplification,
un embarras s'est présenté, nous l'a-
vouons. Les praticiens ne sont pas
toujours unanimes sur la préférence
accordée à tel ou tel premier secours,
dans un cas déterminé; et il ne nous
appartenait pas de prononcer entre
eux. Mais que faire? Faut-il laisser
un malade exposé à succomber faute
d'être secouru à temps? Faut-il li-
vrer à l'indécision les personnes qui

l'entourent? Nous ne l'avons pas pensé. Or, parmi les moyens qui offrent chance de succès, nous en indiquons ordinairement un qui a l'assentiment du grand nombre, et qui, sans compromettre l'effet du traitement ultérieur, ne peut que contribuer au salut du malade.

Au reste, nul traitement consigné dans ce livre, sauf les premiers secours d'urgence; loin de les dépasser, nous avons mainte fois préféré demeurer en deçà, persuadé comme nous le sommes, qu'en des circon-

stances d'une extrême gravité, c'est
beaucoup que d'avoir fait bon emploi
des deux premières heures, alors
même qu'on aurait tenté seulement
une partie des choses qui pouvaient
être faites ; tandis, au contraire, que
rien n'est plus incertain et plus hasar-
deux que l'aveugle sécurité allant,
sur la foi d'un livre, tenter sur le
malade tout ce qui ne devrait être fait
qu'en tenant un compte exact et judi-
cieux du sexe, du temps, de l'âge, du
tempérament, des forces, des com-
plications, et de toutes les considé-

rations importantes qui régleront la conduite du médecin.

Enfin nous déclarons que, pour les *empoisonnemens*, nous avons sans scrupule mis à contribution nos Toxicologistes, MM. Magendie, **Sandras**, Bouchardat, Miahle, etc., et principalement l'illustre maître M. Orfila; nous avons puisé de même à de bonnes sources l'indication de secours applicables à un très petit nombre d'affections, les unes très légères, les autres extrêmement graves. En un mot, nous nous sommes approprié le bien de l'humanité partout où nous l'avons trouvé, pour en composer cette sorte de compilation qui aura tout le mérite que nous lui souhaitons, si le public lui reconnaît quelque utilité.

PREMIERS SECOURS

AVANT L'ARRIVÉE DU MÉDECIN,

ou

PETIT DICTIONNAIRE

DES CAS D'URGENCE,

A L'USAGE DES GENS DU MONDE.

A

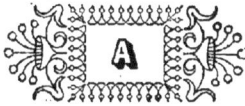

Abeille (Piqûre d'). Au moyen d'une petite épingle, retirez l'aiguillon avec précaution.

On se trouvera bien aussi de frotter la partie piquée, avec une goutte d'alcali volatil (Ammoniaque liquide) délayée dans trois ou quatre gouttes d'huile à manger.

Accouchement. A la première douleur, envoyer chercher l'accoucheur.

En même temps :

1° Faire coucher la femme sur un lit de sangle, garni d'un matelas; réserver son lit ordinaire, pour qu'elle s'y repose après l'accouchement.

2° Un lavement d'eau simple la disposera d'une manière convenable.

3° Aucun vêtement ne doit gêner la patiente.

4° Éloigner les personnes qui ne

doivent pas assister à l'accouchement; trois personnes au plus sont nécessaires.

5° Du moment que la tête du fœtus se présente, la patiente est couchée sur le dos, les épaules et la tête peu élevées; les cuisses fléchies sur le bassin, et les jambes sur les cuisses ; les genoux médiocrement écartés.

6° Préparer du fil double de Lin ou de soie et des ciseaux.

7° Si la femme paraît faible ou fatiguée, recourir à quelques moyens restaurans des plus simples, soit du bouillon consommé, soit un peu de vin vieux ou de vin d'Espagne.

8° Lorsque l'enfant a franchi les

I.

parties externes de la génération, se tenir prêt à le recevoir, à le soutenir,

9° S'il n'est pas trop coloré, que sa face ne soit pas bleuâtre, qu'il respire, qu'il gesticule, poser une ligature sur le cordon ombilical, à la distance de quatre travers de doigts de l'ombilic, et pratiquer un double nœud; faire une seconde ligature à quatre travers de doigts de la première, du côté de la mère, de sorte qu'on puisse couper le cordon, dans l'intervalle des deux ligatures.

10° Si l'enfant, au contraire, a de la peine à respirer, couper d'abord le cordon par le milieu; et laisser couler

un peu de sang, avant de faire la ligature, comme il vient d'être dit. Dans
ce cas, frictionner sur la région du cœur
avec de l'eau-de-vie chaude ou du vinaigre.

11° Laver l'enfant avec une éponge
et de l'eau tiède ; l'envelopper de linges
chauffés, jusqu'au moment de l'emmail-
lotter.

12° La femme peut rester ainsi, sur
le lit où elle vient d'accoucher, une
demi-heure et plus, sans être délivrée,
et attendre l'arrivée de l'accoucheur.

Acétate de cuivre (Empoisonnement par l'). Voir CUIVRE.

Acide arsénieux (Empoisonnement par l'). Voir ARSENIC.

Acide azotique (Empoisonnement
par l'). Voir EAU FORTE.

Acide concentré (Empoisonnement par un). Il faut :

1° En attendant que le contre-poison soit prêt, gorger le malade d'eau
froide , et mieux encore d'eau tiède.

2° Délayer 3o grammes (1 once)
de Magnésie calcinée dans 1 litre
d'eau ; donner un verre de ce mélange
au malade , à-peu-près de deux en deux
minutes, en ayant soin, chaque fois, d'a-
giter ce liquide , de manière que le mé-

lange reste toujours blanc comme du lait.

Le Carbonate de Potasse, à la dose de 1 à 2 grammes, dissous dans un demi-verre d'eau, est aussi recommandé; on renouvelle cette dose, au fur et à mesure que les vomissemens ont lieu.

A défaut de ces substances, on donnera, de la même manière, une solution de 15 grammes (demi-once) de savon par litre d'eau.

Enfin, dans le cas où l'on serait au dépourvu de Magnésie et de savon, l'emploi de la craie ou blanc d'Espagne serait utile.

3° Donner aussi des lavemens avec

les liquides ci-dessus désignés. Voir POISONS IRRITANS.

Acide Cyanhydrique. Voir ACIDE PRUSSIQUE.

Acide Oxalique (Empoisonnement par l'). Voir POISONS IRRITANS.

Acide Prussique ou *Acide Cyanhydrique* (Empoisonnement par l'). Sans perdre un instant :

1° Faire respirer de l'Ammoniaque étendu de douze parties d'eau. Administrer 20 à 25 centigrammes (4 à 5 grains) d'émétique, *Tartre stibié*, dans un verre d'eau.

2° Verser sur la tête, sur la nuque, sur tout le trajet de l'épine dorsale, de l'eau aussi froide qu'on peut se la procurer.

3° Placer sur la tête une vessie remplie de glace concassée.

On ne peut trop hâter l'arrivée du médecin. Voir POISONS NARCOTIQUES.

Acide sulfurique (Empoisonnement par l'). Voir HUILE DE VITRIOL.

Aconit (Empoisonnement par l'). Voir POISONS NARCOTICO-ACRES.

Alcali caustique (Empoisonnement par un). Aux symptômes énoncés à l'ar-

1..

ticle *Poisons irritans,* joignez une saveur urineuse d'une extrême âcreté.

Pour antidote, ayez recours à l'eau très légèrement vinaigrée (une cuillerée à soupe de vinaigre par verre d'eau), prise en grande quantité ; par ce moyen, on favorise le vomissement, en même temps qu'on neutralise le poison. Voir POISONS IRRITANS , pour le traitement provisoire, en général.

Alcali volatil Fluor (Empoisonnement par l'). Voir AMMONIAQUE.

Alcool(Empoisonnement par l').Voir POISONS NARCOTICO-ACRES.

Alun, *Sulfate acide d'Alumine et de Potasse* (Empoisonnement par l'). Voir POISONS IRRITANS.

Amandes amères (Empoisonnement par les).Voir POISONS NARCOTIQUES.

Ammoniaque , *Alcali volatil fluor* (Empoisonnement par l'). Sans perdre un instant, faire avaler au malade, à des distances très rapprochées, des verrées d'eau à chacune desquelles on aura ajouté deux pleines cuillerées à soupe de vinaigre; ou bien donner de la limonade. Voir POISONS IRRITANS.

Anémone pulsatille (Empoisonnement par l'). Voir POISONS IRRITANS.

Antimoine (Empoisonnement par les composés de l'). Voir ÉMÉTIQUE.

Apoplexie. L'Apoplexie est une affection qui a pour siége le cerveau. Elle consiste en une hémorrhagie dans l'intérieur du crâne ; elle est caractérisée par des troubles dans les sensations, troubles qui varient depuis un léger étourdissement jusqu'à la stupeur la plus complète, et par une paralysie qui peut également se manifester à tous les degrés dans les organes du mouvement. Dans les cas graves, on observe constamment l'immobilité des pupilles et les convulsions. Les autres symptômes sont très variables.

Souvent la saignée étant le remède héroïque en ce cas, on ne saurait trop se hâter d'envoyer chercher le médecin-chirurgien, qui peut seul juger de son opportunité, et la pratiquer sans délai.

Pendant ce temps :

1° Le malade sera couché, la tête et le tronc fortement relevés, de manière qu'il soit tenu presque sur son séant, et que la tête ne penche ni en arrière ni en avant; le laisser nu-tête.

2° On s'empressera d'ôter sa cravate et autres ligatures de ses vêtemens qui peuvent gêner la circulation du sang dans la partie supérieure du corps ; on le déshabillera.

3° Autant que possible on évitera que la température du local soit au-dessus de 10 à 12 degrés Réaumur (12 à 15 degrés centigrades.)

4° On placera sous le nez du malade, mais durant peu de temps, et par intervalles, un excitant volatil, un flacon de Sel de vinaigre ou d'Ammoniaque.

5° Si le malade peut avaler, on lui fera boire de la limonade ou autre boisson acidulée.

6° On frottera les jambes avec de l'eau-de-vie camphrée, ou de l'eau-de-vie, ou du vin chaud; ensuite, on enveloppera les jambes avec des linges trempés dans un de ces liquides très chauds.

7° On donnera un ou deux lavemens dans chacun desquels on aura fait fondre quatre cuillerées de sel de cuisine.

8° On plongera les pieds du malade dans un bain chaud contenant 125 grammes (4 onces) de bonne farine de graine de Moutarde, délayée préalablement dans un peu d'eau tiède, ou un demi-kilogramme de sel de cuisine, ou bien encore, 1 litre de vinaigre.

9° Si l'attaque d'Apoplexie s'est manifestée après un repas copieux, on

essaiera de faire vomir le malade en
chatouillant la luette avec une barbe
de plume, ou par quelque autre moyen
analogue aussi simple.

Là se borne ce qu'il est possible de
faire sans connaissances médicales.

Araignée des caves (Morsure de
l'). Laver avec de l'eau salée la partie
mordue ; appliquer un emplâtre de
Thériaque ; en prendre à l'intérieur
4 grammes (1 gros), en deux fois.

Aristoloche et ses préparations (Empoisonnement par l'). Voir POISONS NAR-
COTICO-ACRES.

Argent (Empoisonnement par les préparations d'). Voir PIERRE INFERNALE.

Arrête de poisson. Voir CORPS ÉTRANGERS.

Arsenic, *l'acide Arsénieux , oxyde blanc d'Arsenic , les Arséniates,* etc. (Empoisonnement par l'). Tandis qu'on s'empresse d'appeler le médecin, il faut :

1° Gorger le malade d'eau commune et mieux encore d'eau tiède.

2° En même temps, se procurer pour *contre - poison* , l'une des substances suivantes que leur innocuité permet d'administrer à forte dose :

Le *Proto-sulfure de fer,*

Le *Per-sulfure de fer hydraté*, sec et non arsénical ,

Le *Sesqui - oxyde de fer hydraté*, 3o grammes (1 once) et davantage, délayées dans l'eau , pour former une bouillie , qu'on donne par cuillerées à soupe , à de courts intervalles.

3° Avant comme après l'administration du *contre-poison*, ne cesser de favoriser le vomissement, par une abondante boisson d'eau tiède ; et , s'il est nécessaire et possible , à l'aide de deux doigts , index et médius , enfoncés dans l'arrière-bouche , ou bien du chatouillement de la luette par l'extrémité d'une barbe de plume.

4° Si l'empoisonnement datait de plusieurs heures, et que le médecin ne fût pas encore arrivé, il faudrait ensuite purger le malade avec 45 à 60 grammes d'*huile de Ricin* (1 once 1/2 à 2 onces). On seconderait l'effet purgatif, au moyen d'un demi-lavement d'eau tiède.

5° Après l'évacuation du poison, passer à l'usage d'une *boisson diurétique*. Voir ces mots ; voir aussi POISONS IRRITANS.

Asphyxie. L'*Asphyxie* est la suspension d'action des poumons ou de la respiration, par une cause quelconque.

Les personnes asphyxiées n'étant sou-

vent que dans un état de mort apparente, on doit donner des secours à
tout asphyxié, à moins que la mort ne
soit évidente. Voir MORT.

Pour obtenir du succès, il faut que
les secours soient prodigués, quelquefois pendant plusieurs heures de suite,
sans se décourager, car on a des exemples d'asphyxiés rappelés à la vie, après
des tentatives prolongées durant six
heures et plus.

Il faut éloigner toutes les personnes
inutiles; cinq à six individus suffisent
pour donner les secours, un plus grand
nombre ne pourrait que gêner ou nuire.

Le local dans lequel on transportera

le malade sera, autant que possible, spacieux, bien aéré, à une température modérée.

Les secours devront être administrés activement, mais sans précipitation et avec ordre.

L'*Asphyxie* a lieu par la *submersion*, par les *gaz méphitiques*, par la *foudre*, par le *froid*, par la *strangulation*, par la *chaleur*, voir ces mots.

Azotate d'Argent (Empoisonnement par l'). Voir PIERRE INFERNALE.

Azotate de Potasse (Empoisonnement par l'). Voir POISONS IRRITANS.

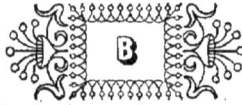

Baryte et ses sels (Empoisonnement par la). Les symptômes sont les nausées, les vomissemens pénibles et réitérés, les vertiges, l'insensibilité, l'état d'affaissement, les mouvemens convulsifs, partiels et généraux, etc.

Le contre-poison est le *Sulfate de Soude* (sel de Glauber), ou de *Magnésie* (sel de Sedlitz), ou de *Potasse*, à la dose de 30 grammes (1 once) pour 1 litre d'eau. Voir POISONS IRRITANS.

Belladone (Empoisonnement par la).
Voir POISONS NARCOTICO-ACRES.

Beurre d'Antimoine (Empoisonnement par le). Voir POISONS IRRITANS.

Bismuth (Empoisonnement par les
préparations de). Administrer la *boisson
albumineuse* (voir ces mots), provoquer
le vomissement par une *boisson mucilagineuse*. Voir POISONS IRRITANS.

Blessure. Voir CONTUSION, COUPURE,
FRACTURE, PLAIE.

Boisson albumineuse. Cette boisson se prépare en délayant douze ou

quinze blancs d'œufs dans 2 litres d'eau; il ne peut y avoir d'inconvénient à y joindre les jaunes d'œufs. On administre cette boisson par verres, à des distances très rapprochées, principalement dans les cas d'empoisonnement.

Boisson diurétique, d'après M. Orfila. Elle se compose ainsi qu'il suit :

Eau commune . . .	3 litres.
Vin blanc.	1/2 litre.
Eau de seltz	1 bouteille.
Nitre	30 grammes (1 once).

Bourdon (Piqûre du). Voir ABEILLE.

Brione (Empoisonnement par la). Voir POISONS IRRITANS.

Brôme et ses préparations (Empoisonnement par le). Voir POISONS IRRITANS.

Brucine (Empoisonnement par la). Voir POISONS NARCOTICO-ACRES.

Brûlure. 1° Lorsque des vêtemens se trouvent appliqués sur la partie brûlée, il faut les fendre, et les enlever très lentement, afin de ne pas déchirer et arracher l'épiderme soulevé par la sérosité.

2° Plonger, sans délai s'il se peut, et pendant long-temps (au moins une demi-heure) la partie brûlée, soit dans l'eau froide pure, soit dans l'*Eau Vé-*

géto - *minérale* du *Codex*, également
froide.

3° Couvrir ensuite la partie brûlée
avec des compresses de linge doux et
blanc de lessive, imbibés du même liquide, et les humecter presque continuellement.

4° Quand l'épiderme n'est pas soulevé, on peut employer avec avantage la
pomme de terre crue, réduite en pulpe
ou rapée, et attendre ainsi l'arrivée du
médecin.

5° Lorsque ces applications prolongées ont calmé la douleur et l'in-
flammation, si le médecin - chirurgien
n'est pas encore arrivé, on peut couvrir

les parties brûlées d'une couche de *Cé-*
rat de Saturne, selon le *Codex*. A défaut de Cérat, on emploie l'huile d'Olive
fraîche, ou deux parties de blanc d'œuf
délayées avec une partie d'huile d'Olive.

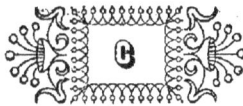

Camphre (Empoisonnement par le).
Voir POISONS NARCOTICO-ACRES.

Cantharides (Empoisonnement par
les). Les symptômes particuliers, indé-

2.

pendamment des symptômes communs
aux *poisons irritans*, sont des douleurs
dans les hypochondres, une sensation
horrible de chaleur dans le bassin, et
particulièrement au col de la vessie,
avec difficulté d'uriner, ou rétention
d'urine.

Pendant que vous faites appeler le
médecin :

1° Provoquez le vomissement par
d'abondantes boissons, comme il est dit
à l'article *Poisons irritans.*

2° Frictionnez la partie interne des
jambes, des cuisses, et le ventre avec
de l'*Eau-de-vie camphrée.*

3° Faites boire une *décoction mu-*

cilagineuse (voir ces mots), ou bien de l'Orgeat, du Lait d'amandes.

3° Imbibez , dans le même liquide *mucilagineux* et modérément chaud, des linges ployés en larges compresses que vous appliquez sur le ventre.

5° Servez-vous encore d'un demi-litre de cette décoction pour administrer un lavement.

6° Si l'empoisonnement est l'effet de l'application des cantharides sur la peau , il n'y a pas lieu de faire vomir. Voir POISONS IRRITANS.

Carbonate de cuivre (Empoisonnement par le). Voir CUIVRE.

Carbonate de plomb (Empoisonnement par le). Voir PLOMB.

Cataplasme de moutarde, *Sinapisme*. Prenez farine de Moutarde 250
grammes (1/2 livre), eau tiède quantité
suffisante pour délayer la farine de
Moutarde, de manière à obtenir une
masse en consistance de cataplasme.

Ne pas employer de vinaigre.

Cataplasme émollient. Prenez farine de Lin fraîche 250 grammes (1/2
livre), eau commune quantité suffisante
pour faire, en y délayant la farine, une
bouillie très claire, et faites chauffer,
en remuant continuellement avec une

spatule ou une cuiller de bois, jusqu'à ce que la matière ait pris une consistance convenable.

Cérium (Empoisonnement par le). Voir POISONS IRRITANS.

Céruse, *Carbonate de plomb* (Empoisonnement par la). Voir PLOMB.

Cévadille et ses préparations (Empoisonnement par la). Voir POISONS NARCOTICO-ACRES.

Chaleur (Asphyxie par la). Si l'*Asphyxie* a eu lieu par l'effet du séjour dans un lieu trop chaud, il faut, en attendant le médecin :

1° **Porter** l'asphyxié en un lieu plus frais, mais pas trop froid.

2° **Le débarrasser** de tout vêtement qui pourrait gêner la circulation.

3° **Donner** des bains de pieds médiocrement chauds, auxquels on fera bien d'ajouter des cendres ou du sel, plusieurs poignées.

4° **Lorsque** le malade peut avaler, lui faire boire, par petites gorgées, de l'eau froide acidulée par du vinaigre (demi-cuillerée dans un verre d'eau), ou du jus de citron, et lui administrer des lavemens d'eau vinaigrée, mais plus chargée en vinaigre que l'eau destinée

à être bue (3 à 4 cuillerées à soupe pour
1 litre d'eau).

5° Si le mal persiste et fait des
progrès, il faut, sans attendre l'arrivée du médecin, appliquer huit à dix
sangsues derrière les oreilles et à l'anus.

6° Si l'Asphyxie a été déterminée
par l'action du soleil, comme cela arrive surtout aux moissonneurs et aux
militaires, le traitement est le même;
mais il faut, dans ce cas, mettre le malade à l'ombre, attendre que la sueur
ait disparu; puis appliquer sur la tête,
des compresses trempées dans de l'eau
fraîche dont on abaissera graduellement
la température.

2..

Champignons vénéneux (Empoisonnement par les). Envoyer promptement chercher le médecin.

1° En même temps, si l'on est bien assuré que l'empoisonnement a eu lieu par les Champignons, favoriser l'évacuation du poison à l'aide de l'émétique, *Tartre stibié*, 10 centigrammes (2 grains), dans trois cuillerées à bouche d'eau, qu'on prendra chacune dans un demi-verre d'eau, à un quart d'heure de distance, et jusqu'à vomissement.

2° Quand les alimens qui contiennent les champignons vénéneux sont évacués de l'estomac, administrer, par cuillerées à soupe, soit du *sirop d'Éther*, soit de l'eau sucrée à laquelle on ajoute huit à dix gouttes d'*Éther Sulfurique*. On peut renouveler la dose au bout de vingt minutes.

3° Pour boisson, donner par petites tasses, à distance d'un quart d'heure, de l'eau édulcorée avec le *Sirop de Vinaigre*, ou de l'eau sucrée à laquelle on ajoute une cuillerée à café de bon vinaigre de table. Voir POISONS NARCO-TICO-ACRES.

Charbon (Asphyxie par la vapeur du). Voir GAZ MÉPHITIQUES.

Chélidoine (Empoisonnement par la). Voir POISONS IRRITANS.

Chiens enragés (Morsure des).

1° Toute personne mordue par un animal enragé, ou soupçonné tel, devra, à l'instant même, presser sa blessure dans tous les sens, afin d'en faire sortir le sang et la bave.

2° On lavera ensuite cette blessure, soit avec de l'Alcali-Volatil étendu d'eau, soit avec de l'eau de lessive, soit avec de l'eau de savon, de l'eau de Chaux ou de l'eau salée, et, à défaut, avec de l'eau pure, ou même avec de l'urine.

3° On fera ensuite chauffer à blanc un morceau de fer, qu'on appliquera profondément sur la blessure.

Ces moyens bien employés suffiront

pour écarter toute espèce de danger.
Toutes les fois qu'ils pourront être
administrés par un homme de l'art, il
y aura avantage de sécurité pour la personne mordue; et dans tous les cas, il
est nécessaire d'en appeler un, même
après l'emploi de ces moyens, attendu
qu'il pourra seul bien apprécier la pro-
fondeur des blessures, et qu'une cautérisation qui aurait été incomplétement
opérée serait sans efficacité.

On ne saurait trop rappeler au public
le danger qui existe dans l'usage de
prétendus spécifiques, vendus et distri-
bués par les Empiriques. On ne connaît, jusqu'à ce jour, contre la rage,

que la cautérisation suivie d'un traitement local convenable.

Il serait avantageux de ne pas tuer,
comme on le fait ordinairement, les
chiens qui auraient fait des morsures,
afin qu'on pût constater s'ils sont véri-
tablement enragés; on prévient que ces
chiens seront toujours reçus à l'Ecole
Royale Vétérinaire d'Alfort.

Chlore (Empoisonnement par le).
Voir ACIDE CONCENTRÉ.

Chlorures (Empoisonnement par
les). Voir POISONS IRRITANS.

Chrôme (Empoisonnement par les

préparations de). Voir POISONS IRRI-TANS.

Chute. Voir CONTUSION, FRACTURE, PLAIES.

Ciguë et ses préparations (Empoisonnement par la). Voir POISONS NARCOTICO-ACRES.

Cobalt (Empoisonnement par les préparations de). Voir POISONS IRRI-TANS.

Codeïne (Empoisonnement par la). Voir OPIUM.

Colchique (Empoisonnement par le). Voir POISONS NARCOTICO-ACRES.

Colique des peintres ou *Saturnine*. Voir PLOMB.

Coloquinte (Empoisonnement par la). Voir POISONS IRRITANS.

Congestion cérébrale. Voir COUP DE SANG, APOPLEXIE.

Contusion. Lésion produite par le choc ou la pression d'un corps dur et obtus. La contusion peut être accompagnée de plaie. Voir PLAIE.

On applique sur la partie contuse, sans plaie, des compresses imbibées d'eau froide; et on les humecte d'eau froide dès qu'elles commencent à s'é-

chauffer. L'eau *Végéto-minérale* du Codex, l'eau vinaigrée à laquelle on ajoute
un peu de sel commun , agissent d'une
manière résolutive plus efficace encore.

Convulsion des enfans. Quelle que
soit la nature des convulsions des enfans , il faut envoyer chercher le médecin , le plus tôt possible.

1° Provisoirement , il convient de
leur administrer un bain de pieds dans
l'eau, chaude autant qu'ils la peuvent
supporter, et dans laquelle on ajoute
une ou deux poignées de sel de cuisine,
ou un verre de vinaigre, ou 50 grammes
environ (1 once 1/2), de bonne farine de

Moutarde, délayée d'abord dans un peu d'eau tiède, avant qu'on y ajoute de l'eau chaude.

2° Au bout de dix minutes, on retire le malade de son pédiluve, et on le couche chaudement.

3° Au bain de pied on fait succéder des *cataplasmes émolliens* et bien chauds, dont on enveloppe les mêmes parties.

4° On lui fait prendre, à demi-heure de distance, quelques petites tasses d'infusion chaude de *fleurs de Tilleul* ou de *Bourrache*, préparée comme du Thé, édulcorée avec du *sirop de Gomme* ou de *Guimauve*, selon le *Codex*.

Corps étrangers, *arrêtés* dans le *gosier* et dans l'*œsophage*. Lorsqu'une épingle, une arrête ou autre corps se trouve dans l'arrière-bouche à portée de la vue (c'est-à-dire en faisant ouvrir la bouche grandement , et déprimant la langue avec le manche d'une cuiller), tenter de l'extraire à l'aide des doigts ou de pinces ; et si l'on ne réussit pas immédiatement, envoyer au plus vite chercher le médecin-chirurgien.

Essayer provisoirement de faire rendre ce corps étranger par le vomissement en buvant abondamment une *décoction mucilagineuse*, tiède (voir ces mots) ; un mélange d'eau et d'huile, d'eau et de blancs d'œufs, ou même au moyen de blancs d'œufs purs.

On parvient quelquefois facilement à entraîner dans l'estomac certains corps, tels que de petites arrêtes de poisson, en faisant avaler des bouchées de pain imparfaitement mâchées.

Nous ne pouvons parler ici que de ces cas les plus simples, les seuls susceptibles d'être quelquefois secourus par des personnes non initiées aux pratiques chirurgicales.

Coque du Levant (Empoisonnement par la). Voir POISONS NARCOTICO-ACRES.

Coup de sang. Le Coup de sang est une affection caractérisée par un violent étourdissement, par une perte incomplète de connaissance, une congestion remarquable des parties supérieures, et particulièrement de la face. Le Coup de sang doit être considéré comme un degré ou une forme d'Apoplexie, car il résulte d'un empêchement soudain de la circulation du sang dans les vaisseaux du cerveau et de ses membranes.

Si l'affection est légère, les accidens diminuent d'intensité d'eux - mêmes, avant l'arrivée du médecin ; il suffit de coucher le malade dans un lit fort incliné de la tête aux pieds, et de le dégager des ligatures , cravate ou ceinture qui gênent la circulation.

Si l'indisposition persistait, il faudrait appliquer les mêmes secours provisoires que pour l'Apoplexie (voir ce mot). Appeler toujours le médecin.

Coup. Voir CONTUSION.

Coup de soleil. Tout le monde connaît les symptômes les plus ordinaires de cet accident , caractérisé d'abord par la rougeur et la chaleur intense de la peau.

Au préalable, pendant qu'on fait appeler le médecin , on a recours aux boissons rafraîchissantes et acidules ;

l'eau vinaigrée avec une cuillerée à café de bon vinaigre de table par verrée, les *sirops de Limons* ou de *Groseilles.*

On peut user aussi du bain d'eau tiède.

Coupure (Voir PLAIE). Par le mot *Coupure*, on entend vulgairement les plaies de la main faites avec un instrument tranchant.

Les soins les plus ordinaires consistent :

1° A nettoyer les bords de la plaie en les lavant soigneusement avec de l'eau.

2° Rapprocher ces bords, afin de

rétablir les parties dans leur rapport
naturel, et les y maintenir enfin , comme
chacun sait , au moyen de *Taffetas
d'Angleterre* humecté, ou de bandelettes
de *Sparadrap* agglutinatif, légèrement
chauffées.

Curare (Empoisonnement par le).
Poison de l'Orénoque. Voir POISONS
NARCOTICO-ACRES.

Crachement de sang. *Hémoptysie.*
Si le *Crachement de sang* se prolonge
avant l'arrivée du médecin , si le malade éprouve dans la poitrine un sentiment de bouillonnement , si le sang est

abondamment rendu sans effort, il faut :

1° Provisoirement envelopper les pieds avec des compresses trempées dans de l'eau et du vinaigre presque bouillant.

2° Faire de semblables applications sur les parties charnues internes des membres inférieurs ; ou mieux, envelopper les pieds de cataplasmes émolliens, bien chauds (voir CATAPLASMES ÉMOLLIENS), saupoudrés de bonne *Farine de Moutarde.*

3° Donner une boisson adoucissante, telle qu'une infusion théiforme de

Fleurs de Mauve qu'on sucre, ou bien du *Sirop de Gomme* et de l'eau.

4° Rafraîchir l'air de la chambre.

5° Observer le silence, et le recommander au malade, ainsi que le repos.

Créosote (Empoisonnement par la). Voir POISONS IRRITANS.

Cristaux de Vénus (Empoisonnement par les). Voir CUIVRE.

Croton Tiglium et son huile (Empoisonnement par le). Voir POISONS IRRITANS.

Croup. Le Croup est une maladie des

voies respiratoires; il affecte presque exclusivement les enfans en bas âge. L'invasion a souvent lieu la nuit; les symptômes qui peuvent le faire craindre sont une toux violente et opiniâtre, rauque et presque toujours accompagnée de l'extinction de la voix; dans tous les cas, le timbre en est considérablement altéré. L'air entre dans la poitrine avec sifflement dans la gorge.

A l'apparition de ces symptômes, à quelque heure du jour ou de la nuit que ce soit, les parens ne sauraient mettre trop d'empressement à réclamer l'assistance d'un médecin.

Si la toux prend un caractère parti-

3.

culier qu'on a comparé au cri d'un jeune coq, et désigné sous le nom de *toux croupale*, il n'y a plus de doute, plus un instant à perdre. Si le médecin doit tarder, il est quelques soins indispensables à donner au malade; la famille peut en prendre la responsabilité.

Ainsi, 1° mettre quelques *Sangsues* (voir ce mot) à l'anus (3 ou 4 pour un enfant de quatre, cinq ou six ans).

2° Préparer des *Cataplasmes* avec 7 ou 8 cuillerées de farines de Lin et de Moutarde mélangées et délayées dans l'eau chaude ; les appliquer sur les jambes et autour des chevilles, jusqu'à production d'une vive douleur.

3° En même temps, on administre à l'enfant du *Sirop d'Ipécacuanha,* par cuillerées à café, tous les quarts d'heure, jusqu'à production de vomissement.

Tels sont les premiers secours à donner à un enfant gravement malade; on peut joindre à ces moyens actifs une boisson douce, telle qu'une infusion de *Fleurs pectorales* sucrée et chaude ; et l'on hâtera l'arrivée du médecin qui seul saura procéder à l'emploi de moyens plus directement appliqués sur le mal.

Cuivre (Empoisonnement par les composés du), *Carbonate de Cuivre* ou *Vert-de-gris; Acétate de Cuivre, Verdet,* ou *Cristaux de Vénus; Sulfate de bi-Oxyde de Cuivre* ou *Vitriol bleu*, etc.

Indépendamment des symptômes généraux produits par les *Poisons irritans* (Voir ces mots), énumérons une saveur et des rapports Cuivreux, propres à déceler les composés du Cuivre, s'ils étaient avalés par mégarde :

1° Pendant qu'on s'empresse d'appeler un médecin ou chirurgien, on peut faire boire de l'*eau albumineuse* (voir BOISSONS ALBUMINEUSES) par verrées, à des distances très rapprochées ; et, à son défaut, gorger le malade d'*eau sucrée* et tiède, s'il est possible, pour le faire vomir.

2° Pendant ce temps, se procurer l'un
des antidotes suivans, que leur innocuité
permet d'administrer à forte dose :

Proto-Sulfure de Fer Hydraté,

Per-Sulfure de Fer Hydraté, sec et
non arsénical,

Poudre de Fer porphyrisée,

Limaille de Zinc,

Fer réduit par l'Hydrogène,

A la dose de 3o grammes (1 once) et
plus, délayés dans un peu d'eau sucrée, pour former une bouillie liquide,
qu'on donne par cuillerées à soupe, à
de courts intervalles.

3° Accompagner l'administration de
l'antidote, d'une boisson abondante

d'eau, pour favoriser le vomissement.

4° Dans la même intention, on enfonce, s'il se peut, l'extrémité des deux doigts, index et médius, dans l'arrièrebouche ; ou bien on chatouille cette partie, avec la barbe d'une plume.

5° Si le Poison est avalé depuis longtemps, et si le malade a beaucoup vomi, on s'abstient de provoquer de nouveau le vomissement ; le lait coupé d'eau, une *Décoction mucilagineuse*, en boisson et en lavemens, conviennent alors. Voir POISONS IRRITANS.

Cyanure d'iode (Empoisonnement par le). Voir POISONS NARCOTICO-ACRES.

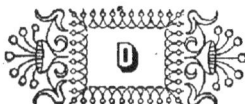

Datura-stramonium. (Empoisonnement par le). Voir POISONS NARCOTICO-
ACRES.

Décoction mucilagineuse. Prenez
racine de Guimauve mondée, ou bien
graine de Lin 60 grammes (2 onces),
eau commune 4 litres ; après dix minutes d'ébullition, faites un peu reposer hors du feu, puis passez le liquide à
travers une toile.

3..

Delphine (Empoisonnement par la).
Voir POISONS IRRITANS.

Digitale-pourprée et ses préparations. (Empoisonnement par la). Voir
POISONS NARCOTICO-ACRES.

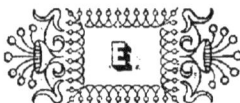

E.

Eau Chlorurée (Préparation de l').
Prenez: 30 grammes (1 once), de Chlorure de Chaux, et 1 litre d'eau commune,
versez sur le Chlorure une petite quan-

tité d'eau pour l'amener à l'état pâteux;
puis délayez-le dans la quantité d'eau
indiquée. Tirez la liqueur à clair, et
conservez-la dans des vases de verre ou
de grès bien fermés.

On peut encore employer avec avantage l'Eau Chlorurée préparée avec le
Chlorure d'Oxyde de Sodium, en met-
tant 5o grammes (1 once 1/2, à-peu-près)
de ce Chlorure dans un demi-litre d'eau.

L'*Eau Chlorurée*, utile, comme on le
peut voir, dans les cas d'*Asphyxie par
les gaz méphitiques*, est employée, avec
le même succès, en lotions, comme
préservatif de tous les genres d'infec-
tion.

Eau de Barèges factice. Il n'est pas sans exemple que des malades aient avalé la solution qui leur était livrée pour être versée dans leur bain. Si ce cas se représentait, il faudrait avoir recours au traitement général indiqué contre les *Poisons irritans.*

Eau-de-vie (Empoisonnement par l'). Voir POISONS IRRITANS.

Eau-forte , *Acide Nitrique ,* *Acide Azotique* (Empoisonnement par l'). Signes particuliers, indépendamment des signes généraux : l'intérieur de la bouche et de l'arrière-bouche , ainsi que la surface de la langue, sont d'un blanc mat;

la membrane muqueuse est épaissie et comme brûlée ; la langue est quelquefois d'une couleur orangée ; les dents sont vacillantes, et leur couronne présente une teinte jaune prononcée. Voir ACIDE CONCENTRÉ, et POISONS IRRITANS.

Eau de Javelle, *Chlorure de Potasse ou de Soude* (Empoisonnement par l'). Donner à boire abondamment une *Décoction mucilagineuse*, ou bien administrer la *Boisson albumineuse ;* voir ces mots ; voir aussi POISONS IRRITANS.

Eau Régale , *Acide Nitro-Hydro-Chlorique* (Empoisonnement par). Voir ACIDE CONCENTRÉ.

Elaterium (Empoisonnement par l').
Voir POISONS IRRITANS.

Ellébore (Empoisonnement par l').
Voir POISONS NARCOTICO-ACRES.

Emétine (Empoisonnement par l').
Voir ÉMETIQUE.

Emétique, *Tartre émétique*, *Tartre stibié*, *Tartrate de Potasse et d'Antimoine* (Empoisonnement par l'). Si le poison n'a pas été expulsé par l'effet même de la contraction qu'il provoque, on administrera une décoction de *Quinquina*, 3o grammes pour 6oo grammes d'eau (1 dans 11 onces); le *Quinquina jaune* est

préféré ; la décoction de *Noix de Galle*
(3 ou 4 concassées pour 1/2 litre d'eau)
serait encore bonne ; enfin on pourrait
provisoirement administrer une forte infusion de Thé ; les Thés verts, *Hyswin su-*
périeur, et *Perlé*, sont les qualités les plus
recommandées. Voir POISONS IRRITANS.

Empoisonnement. Voir POISON ;
poisons irritans ; poisons narcotiques ;
poisons narcotico-acres.

Entorse. L'*Entorse* est une lésion que
des mouvemens faux ou forcés occa-
sionnent dans les ligamens et les autres
parties molles qui entourent les articulations. Quand la lésion consiste en une

distension médiocre, on lui donne vulgairement le nom de *Foulure* : c'est un
premier degré de l'Entorse. Les premiers secours seront administrés ainsi
qu'il suit :

1° A moins que la personne qui
éprouve l'accident ne soit une femme à
son époque menstruelle , la partie lésée
sera plongée dans l'eau fraîche , durant
une heure au moins.

2° On enveloppera cette partie de
compresses trempées dans de l'eau vinaigrée froide (3 cuillerées à soupe de
vinaigre de table pour demi-litre d'eau),
ou mieux encore dans l'*Eau Végéto-minérale*, d'après le Codex, avec addition

de 10 grammes ou une cuillerée à bouche d'*Eau-de-vie Camphrée*.

3° On placera le membre de manière
qu'il soit maintenu horizontalement, et
dans un état d'immobilité aussi complet
que possible.

L'homme de l'art jugera s'il convient
que d'autres moyens soient employés.

Epingle. Voir CORPS ÉTRANGERS, *ar-
rétés dans le gosier*.

Esprit de vin (Empoisonnement par
l'). Voir POISONS NARCOTICO-ACRES.

Etain (Empoisonnement par les sels
d'). L'antidote spéciale est le lait. Voir
POISONS IRRITANS.

Ether *acétique, hydrochlorique, nitrique, sulfurique,* etc. (Empoisonnement par l'). POISONS NARCOTICO-ACRES.

Euphorbe (Empoisonnement par l'). Voir POISONS IRRITANS.

Evanouissement. Voir SYNCOPE.

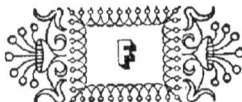

Fausse Angusture (Empoisonnement par la). Voir POISONS NARCOTICO-ACRES.

Fer (Empoisonnement par les préparations de). Voir POISONS IRRITANS.

Fève St-Ignace (Empoisonnement
par la). Voir POISONS NARCOTICO-ACRES.

Foie de soufre (Empoisonnement
par le). Voir POISONS IRRITANS.

Fosses d'aisance (Asphyxie par les
émanations des). Voir GAZ MÉPHITIQUES.

Foudre (Asphyxie par la). Lorsqu'une personne a été asphyxiée par la
foudre, il faut :

1° La porter sur-le-champ au grand
air, si elle n'y est pas déjà.

2° La dépouiller promptement de ses vêtemens.

3° Faire des affusions d'eau froide, pendant un quart d'heure.

4° Pratiquer des frictions aux extrémités.

5° Chercher à rétablir la respiration par des compressions intermittentes de la poitrine et du bas-ventre, comme il est dit pour les Asphyxiés par submersion. Voir SUBMERSION.

6° Si la vie se rétablit, traiter le malade comme les autres asphyxiés rappelés à l'existence. Voir ASPHYXIE.

Foulure. Synonyme d'*Entorse*. Voir ENTORSE.

Fracture et Luxation. On nomme *Fracture*, la solution de continuité d'un ou de plusieurs os ; *Luxation*, le changement dans les rapports naturels des surfaces articulaires des os.

Lorsqu'une cause violente a produit un de ces accidens, ne vous préoccupez pas de discerner une fracture d'avec une luxation ; cette exploration plus ou moins difficile concerne le praticien exercé ; mais donnez quelques soins, qui sont les mêmes pour les deux cas.

Et d'abord ne vous alarmez pas outre mesure, comme il arrive d'ordinaire ; nous voyons, en pareille circonstance, courir de toutes parts à la recherche d'un homme de l'art ; et n'avoir point de cesse qu'on n'en ait amené un ou plusieurs. Sachez donc bien que ces accidens n'exigent pas de secours chirurgicaux aussi prompts qu'on se l'imagine généralement ; et que, dans les cas de fractures des membres surtout, on peut attendre, sans le moindre inconvénient, pendant plusieurs heures, l'arrivée du médecin - chirurgien de son choix ; à moins que la fracture ne soit compliquée d'une plaie et d'une perte de sang abondante.

Il faut seulement : 1° Placer le malade dans une position qui lui soit la moins incommode possible.

2° Le déshabiller de manière à lui épargner le mouvement ou les secousses ; s'aider, à cet effet, de ciseaux pour découdre ou couper les vêtemens de la partie blessée.

3° La recouvrir de compresses imbibées d'eau fraîche et mêlée, s'il se peut, de 10 grammes ou une cuillerée à soupe d'*Eau-de-vie Camphrée* par demi litre (1 livre).

4° Si la lésion affecte un membre, le poser sur un ou deux oreillers, formant gouttière ou l'enveloppant tout-à-fait, et l'y contenir par le moyen d'attaches, cordons, rubans ou autres.

Froid (Asphyxie par le). 1° Lorsque
la mort apparente a été produite par le
froid, il est de la plus haute importance
de ne rétablir la chaleur que lentement
et par degrés. Un asphyxié par le froid
qu'on approcherait du feu, ou que, dès
le commencement du secours, on ferait
séjourner dans un lieu, même médiocrement échauffé, serait irrévocable-
ment perdu. Il faut, en conséquence,
ouvrir les portes et les fenêtres, afin
que la température de la chambre où
est déposé le malade, ne soit pas plus
élevée que celle de l'air extérieur.

2° On portera l'asphyxié le plus
promptement possible, de l'endroit où

il a été trouvé, au lieu où il doit recevoir des secours. Pendant ce transport, on enveloppera le corps d'une couverture (ou bien, à défaut de couverture, on se servira de paille ou de foin), en laissant cependant la face libre.

3° On évitera de faire exécuter au corps, et surtout aux membres, des mouvemens brusques.

4° On déshabillera l'Asphyxié, et l'on recouvrira tout son corps, y compris les membres, de linges trempés dans de l'eau froide, rendue plus froide encore, en y ajoutant des glaçons concassés.

Il est préférable, toutes les fois que cela est possible, de se procurer une

4

baignoire et d'y mettre l'Asphyxié dans
une assez grande quantité d'eau froide,
pour que son corps, jusqu'au cou, et les
membres principalement en soient couverts. On aura soin, durant ces opérations, d'enlever les glaçons qui pourraient se former à la surface du corps.

5° Lorsque le corps commence à se
dégeler, et que les membres ont perdu
leur raideur, et offrent de la souplesse,
on fait exercer à la poitrine, ainsi qu'au
ventre, quelques mouvemens (comme
pour les asphyxiés par *submersion*),
afin de provoquer la respiration.

6° En même temps on pratique des
frictions sur le corps, soit avec de la

neige, si l'on peut s'en procurer, soit avec des linges trempés dans de l'eau froide.

7° Dans ces circonstances, si la raideur a cessé, et si l'on a pu mettre le malade dans un bain , l'on augmentera la température de 3 ou 4 degrés, de dix minutes en dix minutes, et on la portera, peu-à-peu, jusqu'à 35 degrés du thermomètre centigrade (28 degrés du thermomètre selon Réaumur).

Si l'on ne peut pas disposer d'une baignoire, il faut se servir de linges, progressivement plus chauffés, dont on enveloppe le corps, ou bien avec lesquels on le frotte , avec ménagement , mais avec persévérance.

4.

3° Lorsque le corps commence à de-
venir chaud, ou lorsque des signes de
vie s'y manifestent, on l'essuie avec
soin ; et, avant qu'il n'ait entièrement
recouvré sa chaleur naturelle , on le
place dans un lit.

9° Quand le malade commence à pouvoir avaler, on lui fait prendre une
tasse d'eau froide à laquelle on a ajouté
une cuillerée à café d'*Eau de Mélisse
spiritueuse.*

10° Si le malade continuait à avoir
de la propension à l'engourdissement,
on lui ferait boire un peu d'eau vinaigrée (une demi-cuillerée à soupe de vinaigre pour un demi-verre d'eau), et

si cet assoupissement était profond , on administrerait des lavemens irritans, soit avec de l'eau et du sel de cuisine (une cuillerée de sel dans 1/2 litre d'eau), soit avec de l'eau de savon (15 grammes ou 1/2 once de savon pour 1/2 litre).

Il est utile de faire observer, d'après l'instruction officielle, que de toutes les asphyxies , l'asphyxie par le froid offre le plus de chances de succès, même après douze ou quinze heures de mort apparente.

On comprend quelle partie des secours précédens serait applicable aux cas des congélations partielles.

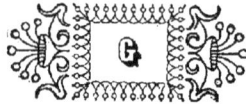

Garou, *Daphne mesereum*, *cortex
Gnidii, saint-bois* (Empoisonnement par
le). Voir POISONS IRRITANS.

Gaz méphitiques (Asphyxiés par
les). On comprend sous la dénomination générale d'*Asphyxiés par les gaz
mé ptiques* , les asphyxies produites
par la vapeur du charbon, par les émanations des fours à chaux ; des fosses
d'aisances ; des puits ; des puisards ; des

citernes; des égouts; des cuves à vin, bière, cidre, vinaigre; des cuves renfermant de la drêche; en un mot, par les gaz impropres à la respiration. Toutes peuvent être traitées par les moyens qui suivent :

1° Il faudra sortir promptement l'Asphyxié du lieu méphitisé, et l'exposer au grand air.

2° On le déshabillera, avec le plus de promptitude possible; mais si l'Asphyxie a eu lieu dans une fosse d'aisances, on arrosera préalablement le corps de l'Asphyxié avec de l'*Eau Chlorurée*, et on le déshabillera immédiatement, afin d'éviter le danger auquel on s'exposerait en approchant trop près de son corps.

3° On place le malade assis dans un fauteuil ou sur une chaise ; on le maintient dans cette position ; un aide, placé derrière, lui soutient la tête. On lui jette avec force de l'eau froide, par potée, sur le corps et principalement au visage : cette opération doit être continuée long-temps, surtout dans les cas d'Asphyxie par la vapeur du charbon, ou des cuves en fermentation ; en un mot, dans le cas d'Asphyxie par le gaz Acide Carbonique.

4° De temps à autre, on s'arrête pour tâcher de provoquer la respiration; à cet effet on comprime, à plusieurs reprises, la poitrine de tous côtés, en même temps que le ventre, par des pressions de bas en haut.

5° Si l'Asphyxié commence à donner quelques signes de vie, il ne faut pas discontinuer les affusions d'eau froide; seulement il faut avoir grande attention, dès qu'il fait quelques efforts pour respirer, à lui jeter de l'eau, de manière qu'elle ne puisse entrer dans la bouche.

6° Si le malade paraît disposé à vomir, il faut lui chatouiller l'arrière-bouche avec la barbe d'une plume.

7° Dès qu'il peut avaler, il faut lui faire boire de l'eau vinaigrée (environ

4..

une moyenne cuillerée à soupe de vinaigre par verrée).

8° Lorsque la vie sera rétablie, il faudra, après avoir bien essuyé le malade, le coucher dans un lit bassiné, et donner un lavement avec de l'eau dégourdie, dans laquelle on aura fait fondre du savon (la grosseur d'une noix), ou encore à laquelle on aura ajouté, pour chaque lavement, deux cuillerées à soupe de vinaigre.

C'est au médecin de juger s'il y a lieu de donner un vomitif; c'est à lui seul aussi de choisir les moyens de traitement à employer, après que l'Asphyxié est revenu à la vie.

Gomme-Gutte, *Gutta Cambogiæ* (Empoisonnement par la). V. POISONS IRRITANS.

Gratiole, *Gratiola officinalis* (Empoisonnement par la). Voir POISONS IRRITANS.

Guêpe - frêlon , *Vespa ; Fucus* et *Crabro* (Piqûre de la). Voir ABEILLE.

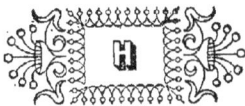

H

Haut-mal, *Mal-Caduc, Epilepsie.* Le malade jette un cri, tombe soudain

comme frappé d'insensibilité aux agens
extérieurs; il ne voit plus, ne sent plus,
n'entend plus; les veines du cou se gon-
flent; la face se tuméfie, et devient rouge,
violette; la bouche se garnit d'écume;
tous les muscles sont en état de convulsion et de raideur, plus marquée d'un
côté du corps que de l'autre; les mouvemens sont peu étendus; les mâchoires,
ordinairement rapprochées, se meuvent
violemment, et les membres se contour-
nent parfois d'une manière extraordinaire. Ces symptômes suffisent ici pour
indiquer la nature du mal. L'attaque
d'Epilepsie est suivie d'un état somno-
lent de courte durée.

Il faut se borner à laisser au malade toute la liberté possible ; à le placer de sorte qu'il ne se puisse blesser dangereusement ; à desserrer les vêtemens qui pourraient gêner le cou, la poitrine ou les membres. Rien autre chose à faire sans l'avis du médecin.

Hématémèse. Voir VOMISSEMENT DE SANG.

Hémoptysie. V. CRACHEMENT DE SANG.

Hernie *ou Descente.* Communément on applique ces dénominations au déplacement d'une partie des intestins, qui, échappée de la cavité abdominale (le

ventre), vient former une tumeur plus
ou moins saillante à l'extérieur. Elle paraît, le plus souvent, à la suite d'un effort
violent. Sa réduction, ordinairement facile, se maintient à l'aide d'un bandage.

Il arrive que des personnes atteintes
de Hernie et portant un bandage, com-
mettent l'imprudence de l'ôter; il s'en-
suit le passage d'une partie des intestins
par l'anneau, siége de la Hernie, leur
descente plus ou moins bas, et parfois
un étranglement qui fait obstacle à leur
rentrée dans le bas-ventre. En ce cas, en
même temps qu'on fait appeler un médecin-chirurgien, il faut sans retard coucher le malade sur le dos, la poitrine sou-

levée, les cuisses fléchies sur le bas-ventre, de manière à procurer aux parois
de celui-ci le plus grand relâchement
possible. Sur la Hernie on applique des
compresses trempées dans l'eau froide
et souvent renouvelées ; puis enfin, on
peut essayer, par une pression douce, à la
base et dans la circonférence de la tumeur, de la faire rentrer dans l'abdomen.

Huile de Vitriol, *Acide Sulfurique*
(Empoisonnement par l'). Un signe particulier de l'empoisonnement par cet
Acide, lorsqu'il est concentré, est de
déterminer, au pourtour de la bouche,
aux lèvres et même aux mains, des

taches grisâtres ou noires. Voir POISONS IRRITANS et ACIDE CONCENTRÉ.

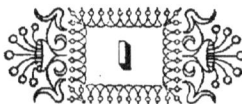

Iode et ses préparations (Empoison-nement par l'). Les symptômes sont ceux que présentent en général l'empoison-nement par les *Poisons irritans* (voir POISONS IRRITANS). L'on provoquera d'abord le vomissement par la boisson d'eau tiède, donnée en abondance. En second lieu, l'on administrera, en bois-

son et en lavement, de l'eau dans laquelle on aura fait bouillir de l'Amidon,
(une cuillerée à soupe, à-peu-près, ou
10 grammes par litre d'eau) ; puis enfin
le médecin qu'on a fait appeler combat-
tra les symptômes de Gastro-Entérite.

Iridium (Empoisonnement par les
sels d'). Voir POISONS IRRITANS.

Ivraie, *Lolium* (Empoisonnement
par l'). Voir POISONS NARCOTICO-ACRES.

Ivresse. Faire respirer de l'Ammoniaque, par intervallé et avec précaution ; administrer 4 à 5 gouttes du même
liquide dans un demi-verre d'eau su-

crée, bien remué. Renouveler la dose
au bout de quinze minutes, s'il est nécessaire.

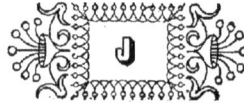

Jalap, *Convolvulus Jalapa*, et ses
préparations (Empoisonnement par le).
Voir POISONS IRRITANS.

Joubarbe des toits, *Sempervivum
tectorum* (Empoisonnement par la). Voir
POISONS IRRITANS.

Jusquiame, *Hyosciamus* (Empoisonnement par la). Voir POISONS NARCO-
TICO-ACRES.

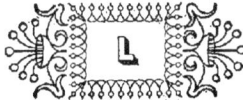

L

Laitue vireuse, *Lactuca virosa* (Empoisonnement par la). Voir POISONS NAR-
COTICO-ACRES.

Laurier cerise, *Prunus Lauro-Cera-
sus* (Empoisonnement par le). Voir POI-
SONS NARCOTIQUES.

Laurier rose, *Nerium Oleander* (Empoisonnement par le). Voir POISONS NARCOTICO-ACRES.

Litharge, *Prot-Oxyde de Plomb fondu, Oxyde de Plomb demi vitreux* (Empoisonnement par la). Voir PLOMB.

Luxation. Voir FRACTURE.

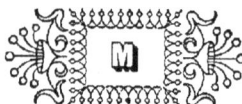

Mal-Caduc. Voir HAUT-MAL.

Mancenillier *Hippomane* (Empoi-

sonnement par le suc du). Voir POISONS
IRRITANS.

Méconine (Empoisonnement par la).
Voir OPIUM.

Mercure (Empoisonnement par les
préparations Mercurielles). Voir SUBLIMÉ
CORROSIF.

Meurtrissures. Voir PLAIES.

Mine de Plomb, dans son acception
vulgaire et défectueuse. Voir ARSENIC.

Mines (Asphyxie par les émanations
des). Voir GAZ MÉPHITIQUES.

Molybdène (Empoisonnement par les Sels). Voir POISONS IRRITANS.

Morphine (Empoisonnement par les sels de). Voir OPIUM.

Mort (Constatation de la). Plusieurs maladies pouvant simuler la mort, toutes les familles ont le plus grand intérêt, le cas échéant, à reconnaître, avec certitude, si la mort est réelle; afin que, dans le cas contraire, un malade soit secouru, et non pas exposé à être inhumé vivant, comme il n'y en a eu malheureusement que trop d'exemples.

Il importe donc à tout le monde de sa-

voir que l'aspect cadavéreux de la face,
la pâleur de la peau ou sa lividité, l'affaissement des yeux ou leur obscurcis-
sement, l'absence de la circulation et
de la respiration, le refroidissement du
corps, sont des signes incertains de la
mort.

Il existe trois signes certains de la
mort :

1° La *raideur cadavérique ;* son
siége est dans les muscles ; elle se manifeste peu de temps après le décès, chez
les individus qui succombent épuisés, à
la suite d'une longue maladie ; elle est
plus lente à se manifester après une mort
prompte. Sa durée est d'autant plus

longue qu'elle est survenue plus tard ;
elle persiste plus à l'air frais et sec
qu'à l'air chaud et humide; sa durée
moyenne est de 26 à 36 heures.

La *raideur cadavérique* est vaincue
facilement par un effort, et ne reparaît
plus ; en quoi elle diffère de celle qui
est l'effet d'un état convulsif. On la distingue également de la raideur produite
par la congélation; celle-ci résulte de
l'accumulation de petits glaçons qui se
forment dans les articulations, et se
reconnaît au bruit qu'ils produisent
quand on fléchit un membre du cadavre.

2° Le second signe est l'*anéantis-
sement de la contractilité musculaire.*

Si l'on met un muscle à nu, à l'aide
d'une petite incision pratiquée sur une
partie du membre où cette blessure ne
puisse avoir aucune suite fâcheuse, et
si l'on pique alors le muscle avec l'extrémité d'un instrument aigu, l'absence
de toute contraction dans le muscle,
indique une mort certaine; dans le cas
contraire, il n'y a pas certitude de la
mort.

3° Le troisième signe de la mort est
la *putréfaction* commencée. Elle se reconnaît à une coloration verdâtre ou
brunâtre, débutant par le cou, la tête
ou le ventre, et accompagnée d'une
odeur putride particulière. Il est donc

5

de la plus haute importance qu'en tout pays, comme il l'est à Paris, le décès soit constaté par les soins d'un homme de l'art.

Tant que l'un des trois signes qui précèdent n'a pas été reconnu, on peut dire que le décès n'est pas constaté.

Moules marines (Empoisonnement par les). Il est certainement aussi difficile de déterminer à quel genre d'empoisonnement il convient d'assimiler les accidens produits par les *Moules*, que de déterminer la véritable cause de ces accidens.

Par l'effet, soit d'une altération mor-

bide que ces mollusques subissent, soit
des substances suspectes dont elles se
trouvent quelquefois nourries, soit enfin
d'une prédisposition de l'estomac, elles
produisent chez certains individus des
symptômes tout-à-fait particuliers, d'une
intensité prononcée, susceptibles même
d'amener une issue fatale, et pourtant
non moins susceptibles parfois de se
calmer et se dissiper, avec une surpre-
nante promptitude et par les moyens les
plus simples.

Les symptômes suivans caractérisent
l'empoisonnement par les Moules; étouf-
fement violent et croissant; face rouge
et tuméfiée; éruption de vésicules, sem-

5.

blables à celles que produit la piqûre des Orties ; d'autres fois, plaques blanchâtres, volumineuses et saillantes, couvrant toute la surface du corps ; souvent enchifrènement subit et intense et éternuemens fréquens ; angoisse et inquiétudes générales ; douleurs à l'épigastre ; certaines fois, expectoration avec excrétion abondante des narines, et, en apparence, tous les symptômes d'un violent rhume qui marcherait avec rapidité ; larmoiement pénible ; peu de transpiration ; frissons irréguliers, etc.

Quant aux premiers secours :

1° Si l'indisposition survenait à la suite d'un repas copieux, et qu'il y eût indigestion, il serait bon de commencer par provoquer le vomissement au moyen de l'émétique, *Tartre stibié*, à la dose de 10 centigrammes (2 grains), dissous dans un verre d'eau, à donner en trois fois, à vingt minutes de distance.

2° Mais, en des cas ordinaires, on a vu des symptômes prononcés céder d'abord à quelques petites tasses d'eau sucrée.

3° L'*Éther sulfurique* est le remède souverain contre l'indisposition produite par les Moules; on en peut administrer une petite cuillerée à café par quart de verre d'eau sucrée, répété à vingt minutes de distance; on se trouve

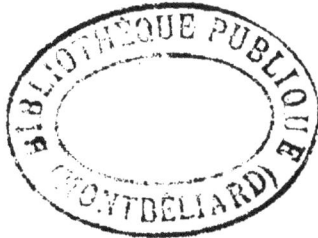

bien aussi de le respirer. A défaut d'É-
ther, on a recours aux spiritueux, l'*Eau
de Mélisse*, *l'Eau de Cologne*, etc.

4° Après la cessation des symptômes,
quelques tasses d'infusion de *Feuilles
d'Oranger*, préparées comme du thé et
sucrées, feront cesser la fatigue et l'agitation.

Mouches (Mort aux), dénomination
vulgaire (Empoisonnement par la). Voir
ARSENIC.

Mouron des Champs (Empoisonnement par le). Voir POISONS NARCO-
TICO-ACRES.

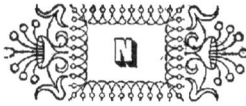

Narcéine (Empoisonnement par la).
Voir opium.

Narcisse des Prés (Empoisonnement par le). Voir poisons irritans.

Narcotine (Empoisonnement par la). Voir opium.

Nickel (Empoisonnement par les sels de). Voir POISONS IRRITANS.

Nitrate d'Argent (Empoisonnement par le). Voir PIERRE INFERNALE.

Nitrate de Potasse, *Nitre*, *Azotate* de *Potasse* (Empoisonnement par le). Voir le traitement pour les POISONS IRRITANS.

Nitre, *idem.*

Noix Vomique (Empoisonnement par la). Voir POISONS NARCOTICO-ACRES.

Noyés. Voir SUBMERSION.

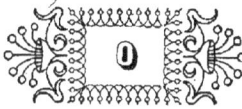

Œnanthe (Empoisonnement par l'). Voir POISONS NARCOTICO-ACRES.

Opium *et ses préparations* (Empoisonnement par l'). Quoique la marche de l'empoisonnement par l'*Opium* ne soit pas des plus rapides, son terme fatal n'en serait pas moins certain, si l'on n'avait pas recours à un traitement approprié, et qui n'est pas sans diffi-

5..

culté, vu l'état de stupéfaction de l'estomac.

1° On se hâtera d'aller chercher le
médecin-chirurgien ; seul il peut, après
avoir en partie neutralisé le poison,
procéder à l'extraction du liquide contenu dans l'estomac, en usant d'un pro-
cédé mécanique expéditif (la *Sonde
Œsophagienne* adaptée à une seringue),
et pratiquer des saignées, selon que
l'état pléthorique du malade lui sem-
blera le requérir.

2° En attendant le docteur, on se
bornera, dans les premiers momens, à
se procurer et disposer à l'avance, les
choses dont on fait communément usage,

en circonstance pareille : ce sera mettre à profit un temps précieux.

Ainsi, quand il n'y a pas de doute sur l'empoisonnement par l'Opium, il faut préparer une décoction de *Noix de Galles*. A cet effet, prenez 15 grammes (1/2 once) de *Noix de Galles;* concassez-la ; faites-la bouillir dans environ un litre d'eau commune, pendant un quart d'heure ; laissez le liquide un peu reposer, et passez-le à travers un linge.

Si pourtant le médecin tardait beaucoup à venir, il serait urgent de tenter l'évacuation du poison, par les moyens indiqués à l'article *Poisons Narcotiques*. Voir ces mots.

Or (Empoisonnement par une préparation d'). Voir POISONS IRRITANS.

Orpiment , *Sulfure d'Arsenic jaune* (Empoisonnement par l'). Voir AR-SENIC.

Osmium (Empoisonnement par le per-oxyde d'). Voir POISONS IRRITANS.

Oxyde blanc d'Arsenic. *Acide-Arsénieux* (Empoisonnement par l'). Voir ARSENIC.

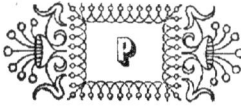

Palladium (Empoisonnement par les sels de). Voir POISONS IRRITANS.

Pendaison (Asphyxie par la). Voir STRANGULATION.

Phosphore (Empoisonnement par le). Le Phosphore doit être incontestablement rangé parmi les *Poisons Irritans* (voir ces mots). Toutefois, si le

Phosphore venait d'être pris à l'état so-
lide, l'indication étant d'abord de l'ex-
pulser comme un corps étranger, il
faudrait commencer par administrer 10
à 15 centigrammes d'Émétique (*Tartre
stibié*) dissous dans un verre d'eau (125
grammes), en trois fois, et à quinze
minutes d'intervalle; jusqu'à vomissement.

Pierre Infernale, *Nitrate* ou *Azotate d'Argent* (Empoisonnement par la).
On peut observer, comme signe particulier, que les lèvres sont tachées en
pourpre, surtout lorsque ce sel a été
pris à l'état liquide. La membrane, qui

tapisse l'intérieur de la bouche, présente quelquefois aussi des parties brûlées d'un blanc grisâtre.

L'antidote est l'eau salée (une cuillerée de sel de cuisine dissoute dans un verre d'eau), administrée en boisson, peu de temps après l'ingestion du poison. Donner ensuite une *décoction mucilagineuse* (voir ces mots). Voir POISONS IRRITANS.

Pignon d'Inde (Empoisonnement par le). Voir POISONS IRRITANS.

Piqûre. Nous n'indiquons aucun secours d'urgence contre cet accident léger, la plupart du temps. Cependant si la piqûre atteint une partie très pourvue

de nerfs, tel que le pied, cette blessure,
quoique souvent peu graves en apparence, aux yeux des gens du monde,
peut être suivie d'accidens formidables,
et réclamer impérieusement les soins
d'un médecin-chirurgien, pour prévenir
des suites fâcheuses.

Plaie. 1° Quelle que soit la cause de
la solution de continuité des parties
molles, il y a peu de soulagement à
espérer d'une main inexpérimentée. Il
faut attendre l'assistance du médecin-
chirurgien qu'on doit envoyer chercher
au plus tôt, et le plus promptement possible.

2° Il est cependant quelques soins provisoires à donner, il est même des plaies qui veulent être secourues sans retard ; ce sont celles qui sont accompagnées d'un écoulement de sang abondant. Cet accident porte le nom d'*Hémorrhagie*.

Le sang fourni par les artères sort rouge et par jet saccadé, il vient du cœur. Celui des veines sort noir, il vient des extrémités des vaisseaux, et généralement d'une partie du corps plus éloignée du cœur que la plaie elle-même.

3° Si le sang s'écoule lentement et en petite quantité, on juge qu'il vient de vaisseaux d'un petit calibre ; une compression modérée, exercée sur la plaie elle-même, en réunissant ses lèvres, après qu'elles ont été nettoyées avec beaucoup de soin, suffit pour l'arrêter.

Pour nettoyer convenablement les bords de la plaie, on a dû se servir d'eau pure et d'une éponge très propre; disposer la blessure suivant une direction inclinée, de manière que l'écoulement de l'eau en fasse sortir les substances qui la salissent, et que celles-ci ne soient pas au contraire entraînées et retenues au fond de la plaie.

4° Si une artère est ouverte, la compression a besoin d'être forte. On peut l'exercer avec les doigts ou une compresse épaisse, soutenue par un bandage convenablement serré.

Lorsque l'artère repose sur un os, on peut exercer cette compression au niveau de la plaie.

Dans le cas où le sang ne s'arrêterait pas, il faut chercher à comprimer au-dessus de la plaie et du côté du cœur, jusqu'à ce qu'on ait réussi, par une pression exacte et suffisante, à arrêter l'Hémorrhagie ; il faut, en outre, maintenir cette compression, jusqu'à l'arrivée du médecin.

5° Si le sang sort d'une grosse veine, une compression modérée sur la plaie du côté des petits vaisseaux qui four-

nissent le sang à cette veine, une bonne
position de la partie blessée, telle que la
circulation y soit libre, suffisent pour
ces cas ordinairement moins graves. Le
repos le plus absolu est nécessaire à tous
les blessés.

Platine (Empoisonnement par les
préparations de). Voir POISONS IRRITANS.

Plomb (Empoisonnement par les préparations du). Aussitôt que les peintres,
les fabricans de couleurs, les ouvriers
Cérusiers, et en général tous les ouvriers
manipulant les préparations du *Plomb*,
éprouveront les signes précurseurs qui
suivent, ils devront s'empresser de con-

sulter leur médecin. Ces signes, dits
prodrômes, constituent un état intermé-
diaire à la santé et à la maladie ; le sujet
n'est pas encore malade, mais il n'est
plus bien portant.

1° Coloration bleuâtre, d'un gris
ardoisé, de la portion des gencives
la plus voisine des dents ; celles-ci d'un
brun très foncé à leur base, tandis que
leur sommet est d'un brun clair, tirant
sur le jaune ou le vert.

2° Saveur sucrée, styptique, astrin-
gente ; ou, à-la-fois fétide et styptique ;
haleine également fétide.

3° La peau d'un jaune sale ou ter-
reux ; ou simplement d'un jaune pâle

légèrement cendré ; le blanc de l'œil ,
l'urine, les matières fécales offrant aussi
une couleur jaune.

4° Amaigrissement surtout à la face ;
elle est sensiblement ridée.

Provisoirement on ne peut que se
bien trouver de prendre un bain de
Barèges artificiel ; mais il ne faut pas
pour cela négliger de consulter. Usant
ainsi de prudence, on peut prévenir un
mal cruel , la *Colique de Plomb*.

La *Colique de Plomb* , dite *des Peintres* ou *Saturnine* , véritable empoisonnement , a pour symptômes plus con-
stans : douleur à l'ombilic ; sensations
violentes de tortillement diminuant par

la pression; constipation opiniâtre; vomissement de matières d'un vert de poireau, visqueuses, fétides, d'une saveur âcre et métallique. Cette affection, à laquelle on applique assez généralement un traitement compliqué dit *Traitement de la Charité*, réclame nécessairement l'assistance d'un médecin.

Contre l'*Empoisonnement résultant de préparations de Plomb introduites dans le canal digestif*, le premier secours est le *Sulfate de Soude*, à dose de 3o grammes (1 once), en solution dans environ un verre d'eau ; on peut en renouveler la dose, après avoir effectué le vomissement par une abondante

boisson d'eau tiède. Voir POISONS IRRI-
TANS.

Poison en général. — En cas d'empoisonnement, faites avant tout appeler
un médecin-chirurgien; car, s'il se
peut qu'il soit présent dès le début du
mal, il aura souvent occasion d'employer, pour extraire de l'estomac le
poison, des moyens prompts et sûrs,
impraticables par des personnes étrangères à l'art de guérir; il lèvera des
difficultés qu'une main habile seule
peut surmonter.

En allant chercher le médecin, n'o-
mettez pas de le prévenir qu'il s'agit

d'un cas présumé d'empoisonnement,
afin qu'il se munisse de suite des instrumens qu'il penserait lui pouvoir être
nécessaires.

Pendant ce temps, les personnes à
portée de secourir le malade, ont-elles
reconnu par des renseignemens prompts
et positifs, quelle espèce de poison il
s'agit de combattre? Elles trouveront
dans ce livre, à l'article de cette substance vénéneuse, l'indication de l'antidote spécial, s'il existe. Malheureusement
on n'a pas toujours des renseignemens
aussi précis; et l'embarras est grand
alors, même pour l'homme de l'art,
d'avoir à démêler, d'après l'inspection

6

des symptômes, la nature du poison, et même à reconnaître si l'on est en présence d'un cas d'empoisonnement.

Il est toujours indispensable d'évacuer le poison au plus vite; mais il faut distinguer d'abord si c'est un *Poison Irritant*, ou bien si c'est un *Poison Narcotique* ou *Narcotico-âcre;* car, dans les deux cas, les moyens d'évacuation sont différens, comme on le va voir.

Le traitement contre l'action du *Poison Irritant* n'admet pas que, dès le début, on provoque le vomissement par les substances *Émétiques;* elles seraient dangereuses.

Le *Poison Narcotique* ou le *Poison*

Narcotico-âcre, au contraire, exige que le vomissement soit provoqué, de prime abord, par l'ingestion de médicamens qui sollicitent avec énergie la contractilité musculaire de l'estomac.

Poisons Irritans :

Acide concentré,
Alcalis caustiques,
Anémone pulsatille,
Antimoine (Prép. d'),
Argent (Prép. d'),
Alun,
Arsenic,
Baryte et Sels,
Bismuth (Prép. de),
Brione,
Brôme et Prép.,
Cantharides,
Cérium (Sels de),
Chélidoine,

Chlorures,
Chrôme (Prép. de),
Cobalt (Sels de),
Coloquinte,
Créosote,
Croton Tiglium,
Cuivre (Prép. de),
Delphine,
Elatérium,
Etain (Prép. d'),
Euphorbe,
Fer (Prép. de),
Foie de Soufre,
Garou,

6.

Gomme Gutte,

Gratiole,

Iode et Prép. d',

Iridium (Sels d'),

Jalap (Résine de),

Joubarbe des toits,

Manganèse (Sels de),

Mancenillier (Suc de),

Mercure (Prép. de),

Molybdène (Prép. de),

Moules marines,

Narcisse des prés,

Nickel (Sels de),

Nitre ,

Or (Prép. d'),

Osmium (Péronide d'),

Palladium (Sels de),

Phosphore,

Pignon d'Inde,

Platine (Sels de),

Plomb (Prép. de),

Renoncule,

Ricin,

Rhodium (Sels de),

Rhus Radicans,

Rhus Toxicodendron,

Sabine,

Sel Ammoniac,

Staphysaigre,

Strontiane (Sels de),

Urane (Sels d'),

Zinc (Prép. de), etc.

L'empoisonnement par les *Poisons Irritans* se reconnaît à un grand nombre de symptômes, parmi lesquels il suffit ici d'indiquer les suivans : ardeur et constriction à la bouche, à la langue, à

l'œsophage, à l'estomac et aux intestins;
douleurs atroces dans toute l'étendue
du canal digestif, principalement dans
l'estomac et dans l'œsophage; hoquet,
nausées fréquentes ; vomissemens très
douloureux, opiniâtres, quelquefois
sanguinolens, et qui font craindre la
suffocation; déjections sanguinolentes
avec ou sans ténesme; pouls petit, serré,
fréquent, souvent imperceptible; respiration gênée, accélérée; sueur froide;
décomposition subite des traits du visage; convulsions et contorsions hor-
ribles.

La matière du vomissement produit-elle
un bouillonnement, dit effervescence,

quand elle est projetée sur le carreau,
sur la pierre, le marbre ou les cendres?
Concluez de ce phénomène que l'empoisonnement a lieu par un *Acide concentré*. Voir ACIDE CONCENTRÉ.

La matière du vomissement, au contraire, ne bouillonne-t-elle pas, comme
il est dit? Il est possible que le *Poison
Irritant* soit un *Alcali-caustique ;* on en
est sûr, si la matière verdit le Sirop de
Violettes. A défaut de Sirop de Violettes, versez du vin rouge dans un verre
blanc ; ajoutez-y une portion de la matière vomie ; si elle contient un *Alcali-
caustique*, le vin passe à une couleur
vert-brun ; vous faites disparaître cette

nuance foncée, en ajoutant du vinaigre.
Voir ALCALI-CAUSTIQUE.

Parmi les *Poisons Irritans*, on distingue, aux caractères suivans, l'action des *Poisons* dits *Métalliques*; la saveur est âcre, métallique, plus ou moins analogue à celle de l'encre; le malade se plaint d'un resserrement à la gorge; la matière vomie ne fait pas effervescence sur le carreau, et ne verdit pas le Sirop de Violettes.

Dans tous les cas d'empoisonnement par les *Irritans*, hâtez-vous, 1°, pour favoriser le vomissement, de gorger d'eau tiède le malade; à défaut de celle-ci, donnez de l'eau ordinaire.

2° Le plus tôt possible, administrez le contre-poison spécial, s'il existe.

3° Après l'expulsion du poison contenu dans l'estomac, donnez en boisson une *Décoction mucilagineuse.* Voir DÉCOCTION MUCILAGINEUSE.

4° Appliquez sur le ventre des linges trempés dans le même liquide tiède, et toujours entretenu en cet état.

5° Si le malade supporte impatiemment le poids de ces linges, mettez-le dans un bain tiède... Mais, avant cela, sans doute, le médecin sera venu.

Poisons narcotiques :

Acide-Cyanhydrique,   Amandes amères,

Cyanures,   Laurier cerise,
Jusquiame,   Opium,
Laitue vireuse,   Solanum, etc.

Parmi les symptômes généraux que produisent les *Poisons Narcotiques*, les principaux sont les suivans : stupeur, engourdissement, pesanteur de tête ; envie de vomir, légère d'abord, puis insurmontable ; sorte d'ivresse ; regard hébété ; délire furieux ou gai, quelquefois douleurs dans les entrailles ; convulsions légères ou fortes, dans la partie droite ou la partie gauche du corps ; paralysie des jambes, pouls généralement plein.

A l'inverse du traitement provisoire,
6..

contre l'empoisonnement par les *Poi-*
sons Irritans, le traitement contre les
Narcotiques, de même que celui contre
les *Narcotico-ácres*, réclame l'emploi
des Émétiques, et il proscrit, du moins
à son début, l'emploi des boissons
abondantes qui, prises avant l'évacuation de la substance toxique, la dissou-
draient et faciliteraient son absorption.
D'un autre côté, l'action stupéfiante,
ou narcotique, exercée par ces poisons
sur l'estomac, oppose un obstacle au
vomissement; elle oblige à faire usage
de forts Émétiques. En de pareils cas,
M. Orfila préconise l'emploi d'un appareil aspiratoire (la canule *œsopha-*

gienne adaptée à une seringue), mis en jeu par un opérateur exercé.

L'office du médecin - chirurgien , en outre, est indispensable pour combattre la congestion du cerveau, par la saignée à la jugulaire, faite en temps opportun, selon l'intensité du mal, et selon la constitution plus ou moins forte et pléthorique du malade.

Mais enfin , si cette assistance devait être long-temps attendue , voici ce qu'il faut faire ou disposer à l'avance :

1° Provoquer l'expulsion du poison par le vomissement , en faisant avaler l'Émétique, *Tartre stibié*, à la dose de 25 à 30 centigrammes (5 à 6 grains);

ou bien, en cas d'insuffisance, le *Sulfate de Zinc*, à la dose de 75 à 90 centigrammes (15 à 18 grains) ; ou bien, en dernier lieu, le *Sulfate de Cuivre*, à la dose de 15 à 20 centigrammes (3 ou 4 grains).

2° Éviter de faire dissoudre ces substances Émétiques dans une trop grande quantité d'eau ; c'est-à-dire ne pas dépasser la mesure d'un verre d'eau de moyenne capacité, celle de 100 grammes environ.

3° Favoriser, en outre, le vomissement, en chatouillant la luette avec la barbe d'une plume ; ou bien en plongeant l'extrémité des deux doigts, index et médius, dans l'arrière-bouche.

4° Après l'expulsion du poison, faites boire de l'eau acidulée avec du Vinaigre ou du suc de Citron, ou des Sirops de Vinaigre ou de Limons, alternativement avec une infusion forte et chaude de café; ces boissons seront données par petites demi-tasses, de dix en dix minutes, à-peu-près.

Poisons Narcotico-âcres :

Aconit,	Colchique,
Alcool,	Coque du Levant,
Aristoloche,	Curare,
Æthusa,	Cyanure d'Iode,
Belladone,	Datura,
Camphre,	Digitale,
Cévadille,	Ellébore noir,
Champignons ven.	Ether,
Ciguë,	Fausse Augusture,

Fève saint Ignace,
Ivraie,
Laurier rose,
Mouron des champs,
Œnanthe,
Rue,
Scille,

Seigle ergoté,
Tanguin de Madagascar,
Tiecunas,
Upas Anthiar,
Upas Thieuté,
Varaire, etc.

Parmi les symptômes produits par les poisons *Narcotico-âcres*, on remarque les suivans : agitation, cris aigus, mouvemens convulsifs des muscles de la face, des mâchoires et des membres; douleurs plus ou moins aiguës à l'estomac et dans les diverses parties de l'abdomen; souvent nausées, vomissemens opiniâtres et déjections alvines. Comme dans les empoisonnemens par les *Narcotiques*, le pouls est souvent fort et plein, mais il est parfois petit, lent, irrégulier. D'autres symptômes très variables sont communs aux effets des *Narcotiques* et aux *Narcotico-âcres;* il ne serait pas utile de les énumérer ici.

Le traitement provisoire sera le même que celui de l'empoisonnement par les *Narcotiques*, sauf que, le vomissement n'éprouvant pas le même obstacle, il suffira de 10 à 15 centigrammes (2 à 3 grains) d'Émétique *Tartre stibié*, auxquels on fera bien d'ajouter 1 gramme (18 grains) d'Ipécacuanha en poudre; le tout délayé dans une petite quantité d'eau, 100 grammes au plus pour une verrée ordinaire.

S'il y a déjà quelque temps que le poison a été avalé, et qu'il soit permis de soupçonner qu'il est passé dans les intestins, on fera prendre, avec les 10 à 15 centigrammes (2 à 3 grains) d'É-métique , *Tartre stibié* , 30 grammes (1 once) ou même un peu plus, de *Sulfate de Soude* (*Sel de Glauber*) ; on administrera du même sel, et à la même dose, en lavemens.

Puisards (Asphyxie par les émanations des). Voir GAZ MÉPHITIQUES.

Puits (Asphyxie par les émanations des). Voir GAZ MÉPHITIQUES.

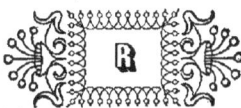

Rage (Préservatif contre la). Voir CHIENS ENRAGÉS.

Réalgar ou **Réalgal**, *Sulfure d'Arsenic rouge* (Empoisonnement par le). Voir ARSENIC et POISONS IRRITANS.

Renoncule, *Ranunculus* (Empoisonnement par la). Voir POISONS IRRITANS.

Ricin ou **Palma-Christi**, *Ricinus*

communis (Empoisonnement par le). Voir POISONS IRRITANS.

Rhodium (Empoisonnement par les préparations du). Voir POISONS IRRI-TANS.

Rhus Radicans (Empoisonnement par le). Voir POISONS IRRITANS.

Rhus Toxicodendron (Empoison-nement par le). Voir POISONS IRRITANS.

Rue , *Ruta graveolens* (Empoison-nement par la). Voir POISONS NARCOTICO-ACRES.

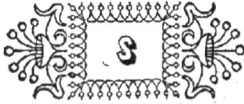

Sabine, *Juniperus Sabina* (Empoison-nement par la). Voir POISONS IRRITANS.

Sangsue, *Hirudo officinalis*, famille des *Hirudinées* ou *Sanguisugaires*. Les Sangsues qu'on doit préférer sont celles d'une taille moyenne, d'environ 8 centi-mètres ou 3 pouces, qui offrent le plus de vivacité, s'attachent plus facilement à la main qui les saisit. Les Sangsues très grosses et qui se meuvent lentement sont, au contraire, peu disposées à mordre.

Avant de les appliquer, il convient généralement de les laisser hors de l'eau pendant 4 à 5 heures en hiver, et pendant 2 ou 3 en été; et de les frotter dans un linge bien sec.

En même temps, on prépare la place sur laquelle on veut qu'elles mordent, c'est-à-dire qu'on la nettoie en la lavant, la rasant au besoin, et la mouillant ensuite avec un liquide doux, du lait frais, de l'eau sucrée, du jaune d'œuf, ou mieux encore avec du sang tiré de quelque animal.

Ordinairement, avant de les appliquer à l'anus, on administre un lavement.

Le plus communément, on pose les Sangsues, une à une, en les saisissant par la queue, qui est leur grosse extrémité, entre le pouce et l'index; d'autres fois on les place dans un verre à patte qui les empêche de s'éloigner du lieu où l'on se propose de les appliquer. Après que les Sangsues ont mordu, on les doit laisser tranquilles.

Lorsqu'elles sont gorgées de sang, c'est-à-dire après un laps de temps qui varie de demi-heure à une heure, elles se détachent d'elles-mêmes, et tombent d'ordinaire sans mouvement.

Si elles continuent à sucer au-delà de cette durée, ou restent adhérentes à la peau, on les fait tomber en leur pinçant la queue, où bien en les saupoudrant d'une légère pincée de sel marin ou de tabac en poudre.

Les enfans et les femmes exigent des précautions particulières, en ce qui concerne l'application des Sangsues.

Les petits enfans surtout, ayant le système des petits vaisseaux sanguins très développé, sont exposés à une perte de sang facile, et qu'ils supportent mal, si elle est abondante. Il convient donc de leur appliquer les Sangsues en petit nombre, 3 ou 4 seulement. Si l'on

s'aperçoit que le malade pâlit, on fait
d'abord tomber les Sangsues par les
moyens indiqués ci-dessus; puis on arrête l'écoulement du sang, en recouvrant chaque plaie triangulaire d'un
petit morceau d'*Agaric de Chêne pré-
paré* ou *Amadou*, sur lequel on ap-
puie, quelques instans, avec le bout du
doigt; on applique ensuite des petites
compresses et un bandage.

Si ce moyen ne suffit pas pour arrêter
l'Hémorrhagie (ce dont on ne tarde pas
à s'apercevoir), il faut, soit couvrir les
petites plaies d'un tampon de charpie,
imbibé d'un liquide spiritueux, et roulé
dans une poudre de *Colophone* ou de

Sangdragon; soit toucher chacune d'elles
avec un morceau de *Pierre Infernale.*

Dans le cas, au contraire, où l'on doit
entretenir l'écoulement du sang, après
la chute des Sangsues, on étuve les plaies
qu'elles ont produites, avec une éponge
fine imbibée d'eau tiède, ou bien on
les recouvre d'un *Cataplasme émollient.*
Voir ce mot.

L'application des Sangsues est une
opération si simple, qu'en général il n'y
a aucun inconvénient à ce qu'elle soit
faite par des personnes étrangères à la
médecine, néanmoins les observations
qui précèdent font assez voir que cette
application exige, chez les jeunes enfans,

en particulier une certaine surveillance,
car une perte de sang un peu trop
abondante peut leur être beaucoup
plus nuisible qu'elle ne le serait à des
adultes. Cette circonstance, ainsi que
la difficulté qu'on éprouve assez souvent à arrêter le sang chez les jeunes
sujets, doivent engager à ne leur appliquer des Sangsues qu'avec l'aide, ou au
moins avec la surveillance d'un homme
de l'art.

Scille, *Scilla* (Empoisonnement par
la). Voir POISONS NARCOTICO-ACRES.

Scorpion (Piqûre du). Toucher la

7

plaie avec de l'Alcali volatil Fluor; en prendre 15 à 20 gouttes à l'intérieur, dans un verre d'eau sucrée.

Seigle ergoté (Empoisonnement par le). Voir POISONS NARCOTICO-ACRES.

Sel d'Oseille, *Sur-proto-Oxalate de Potassium* (Empoisonnement par le). Voir POISONS IRRITANS.

Sel Ammoniac, *Hydro - Chlorate d'Ammoniaque* (Empoisonnement par le). Voir POISONS IRRITANS.

Sinapisme. Voir CATAPLASME DE MOUTARDE.

Solanine (Empoisonnement par la).
Voir POISONS NARCOTIQUES.

Soleil (Asphyxie par le). Voir CHA-
LEUR.

Soude (Empoisonnement par la).
Voir ALCALI-CAUSTIQUE.

Staphysaigre, *Delphinium Staphi-
sagria* (Empoisonnement par la). Voir
POISONS IRRITANS.

Strangulation (Asphyxie par la).
1° Détacher, ou bien, pour aller plus vite,
couper le lien qui entoure le cou , et ,
s'il y a suspension (pendaison), des-
cendre le corps, en le soutenant de ma-

7.

nière qu'il n'éprouve aucune secousse,
tout cela sans délai, et *sans attendre
l'arrivée de l'officier public.* — Défaire
toute pièce de vêtement qui pourrait
gêner la circulation.

2° Placer le corps, toujours sans lui
faire éprouver de secousses, selon que
les circonstances le permettront, sur un
lit, sur un matelas ou sur de la paille,
etc., de manière cependant qu'il y soit
commodément, et que la tête, ainsi que
la poitrine, soient plus élevées que le
reste du corps.

3° Si le corps est dans une chambre,
veiller à ce qu'elle ne soit ni trop chaude,
ni trop froide, et à ce qu'elle soit aérée.

4° Appeler au plus tôt un homme de l'art, parce que la question de savoir s'il faut ou s'il ne faut pas faire une saignée, reposant en grande partie sur des connaissances anatomiques relatives à la direction de la corde, il n'y a que le médecin qui puisse bien apprécier les circonstances que présente cette direction.

5° Si, après l'enlèvement du lien, les veines du cou sont gonflées; si la face est rouge, tirant sur le violet; si l'empreinte produite par le lien est noirâtre, et si l'homme de l'art tarde d'arriver, on peut mettre derrière les oreilles, ainsi qu'à chaque tempe, 6 à 8 Sangsues.

6° Si la suspension ou la strangulation a eu lieu depuis peu de minutes,
il suffit quelquefois, pour rappeler à la
vie, de faire des affusions d'eau froide
sur la face ; d'appliquer, sur le front et
sur la tête, des linges trempés dans l'eau
froide ; de faire en même temps, des
frictions aux extrémités inférieures.

7° Dans tous les cas, il faut, dès le
commencement, exercer sur la poitrine
et le bas-ventre, des compressions intermittentes, comme pour les noyés,
afin de provoquer la respiration.

8° On ne négligera pas, non plus,
de frictionner l'Asphyxié avec des fla-
nelles, des brosses, surtout à la plante

des pieds et dans le creux des mains.

9° Des lavemens ne peuvent être utiles que lorsque le malade a commencé à donner des signes non équivoques de vie.

10° Dès qu'il peut avaler, on lui fait prendre, par petites quantités, de l'eau tiède additionnée d'un peu d'*Eau de Mélisse spiritueuse*, de vin ou d'eau-de-vie.

11° Si, après l'avoir complétement rappelé à la vie, il éprouve des étourdissemens, de la stupeur, les applications d'eau froide, sur la tête, sont utiles.

12° En général, l'Asphyxié par strangulation doit être traité, après le réta-

blissement de la vie, avec les mêmes
précautions que les autres Asphyxiés.

Strychnine (Empoisonnement par
la). Voir POISONS NARCOTICO-ACRES.

Sublimé Corrosif, *Deuto-Chlorure
de Mercure,* et par les *préparations Mercurielles* (Empoisonnement par le). Aux
caractères de l'empoisonnement par les
Irritans, ajoutez que la solution d'un
sel mercuriel n'a pu être avalée, sans
révéler sa présence par une saveur
styptique et métallique, à un degré in-
supportable.

1° Il faut, tandis qu'on fait appeler

un médecin ou chirurgien, faire prendre au malade, soit une *boisson Albumineuse*, soit une *boisson Mucilagineuse*
(voir ces mots); l'une ou l'autre mar-
quant une température de 20 à 25 degrés au thermomètre centigrade (16 à
20 degrés Réaumur).

2° Continuer l'usage de la boisson,
après le vomissement.

3° En même temps, on tâchera de se
procurer du *Proto-Sulfure de Fer*, con-
servé dans l'eau distillée et bouillie.
L'innocuité de cette substance permet
de l'administrer à forte dose : 30 grammes (1 once), et au-delà, délayée dans
un peu d'eau sucrée, pour former une

7..

bouillie liquide, qu'on donne à distance d'un quart d'heure; ou même à une distance plus rapprochée, si l'on obtient des vomissemens au moyen de la boisson tiède. Voir POISONS IRRITANS.

Submersion (Asphyxie par).

Règles à suivre pour ceux qui repêchent un Noyé.

1° Dès qu'un Noyé est retiré de l'eau, s'il est privé de mouvement et de sentiment, il faut le tourner de côté, et de préférence sur le côté droit. — Incliner légèrement la tête en avant, en la soutenant par le front ; écarter doucement les mâchoires, et faciliter ainsi la

sortie de l'eau qui pourrait s'être intro-
duite par la bouche et par les narines.
On peut même, après le repêchage du
Noyé, pour mieux faire sortir l'eau,
placer la tête *un peu plus bas* que le
corps; *mais il ne faut pas la laisser plus
de quelques secondes dans cette position.*

2° Pendant cette opération qui ne
devra pas être prolongée au-delà d'une
minute, comprimer doucement et par
intervalles le bas-ventre de bas en haut,
et se conduire de la même manière
pour chaque côté de la poitrine, afin
de faire exercer à ces parties, les mouvemens qu'elles exécutent lorsqu'on
respire.

3° Si le Noyé est assez près d'un dépôt
de secours publics, pour qu'il y puisse
être transporté en moins de cinq à six
minutes, soit par eau, soit par terre,
il faut, dans la première supposition,
le coucher en bateau, de manière
que la poitrine et la tête soient plus
élevées que les jambes ; dans le second
cas, on le placera sur le brancard, de
manière qu'il y soit presque assis ; et
on le transportera le plus promptement
possible, mais en évitant les secousses,
jusqu'au dépôt de secours.

4° Si le Noyé se trouve éloigné du
dépôt de secours à une distance de plus
de cinq à six minutes de transport, et

si la température est au-dessous de zéro
(s'il gèle), il convient d'ôter les vêtemens
du Noyé, en s'aidant de ciseaux, afin
de procéder plus vite; d'essuyer le
corps et de l'envelopper dans une ou
plusieurs couvertures de laine; ou bien
encore, à défaut de couvertures, de l'en-
tourer de foin, en laissant toujours la
tête libre, et de le porter ainsi au lieu
où l'on devra continuer les secours.

**Soins à donner au Noyé, lorsqu'il est arrivé
au dépôt de secours.**

1° Dès l'arrivée du Noyé, ou même
avant, s'il se peut, on enverra chercher
un médecin ou chirurgien.

2° Immédiatement après l'arrivée du
Noyé, s'il est encore habillé, on lui ôtera
ses vêtemens, et, pour aller plus vite, on
les coupera avec des ciseaux. On essuiera
son corps.; on lui mettra une chemise
ou bien un peignoir, ainsi qu'un bonnet de laine; et on le posera doucement
sur une paillasse ou sur un matelas, entre
deux couvertures de laine, placés sur
une table. La tête et la poitrine devront
être plus élevées que les jambes.

3° On couchera le corps, une ou deux
fois, sur le côté droit; on fera légèrement pencher la tête, en la soutenant par
le front, pour faire rendre l'eau. Cette
opération ne devra durer qu'une demi-

minute chaque fois. Il est inutile de la
répéter, s'il ne sort pas d'eau ou de mucosités, (des glaires, de l'écume).

4° On imitera les mouvemens que
font la poitrine et le ventre lorsqu'on
respire, en exerçant avec les mains
sur ces parties, comme il est déjà dit
plus haut, des compressions douces et
lentes, et laissant un repos d'environ
un quart de minute entre chaque opération. On réitérera cette tentative de
temps à autre, (de dix minutes en dix
minutes, plus ou moins).

5° Tout en exerçant ces compressions, on s'occupera d'aspirer l'eau,
l'écume ou les mucosités qui pour-

raient obstruer les voies de la respiration.

A cet effet, on prend la *seringue à air*
(seringue d'étain, munie d'un ajutage
en cuivre). On pousse le piston jusqu'à
l'ajutage ; on enduit cet ajutage de suif,
ou mieux encore d'un mélange de mine
de plomb et de graisse ; on le place
dans la douille en cuivre du tuyau
flexible, on l'y fixe par une fermeture
à baïonnette ; on introduit ensuite la
canule du tuyau flexible dans une des
narines que l'on fait tenir complétement
fermée par un aide, ainsi que l'autre
narine, et la bouche dont on rapproche
les lèvres ; enfin on tire doucement et

graduellement vers soi le piston de la pompe ou seringue.

Si, par ce moyen, on avait aspiré beaucoup de mucosités, et s'il en sortait encore par la bouche ou par les narines, il serait utile de répéter l'opération.

Quand il s'agit d'un enfant au-dessous de trois ans, on aspire, chaque fois, jusqu'au quart de la capacité de la seringue; pour un enfant plus âgé, jusqu'à 12 ou 15 ans, on aspire jusqu'à la moitié; et, s'il s'agit d'un adulte, on peut aspirer jusqu'à la capacité entière de la seringue.

6° Aussitôt que la respiration tend à se rétablir, c'est-à-dire, dès qu'on s'a-

perçoit que le Noyé avide d'air semble,
pour ainsi dire, le happer, il faut cesser
toute aspiration, ou l'emploi de tout
autre moyen spécialement dirigé vers le
rétablissement de ces fonctions pulmo-
naires.

7° Si les mâchoires sont serrées l'une
contre l'autre, surtout si les dents, étant
au complet, laissent peu d'interstices
entre elles, il convient d'écarter très
légèrement les mâchoires, à l'aide du
petit levier en buis. On maintient ensuite
leur écartement, en plaçant entre elles
un morceau de liége ou de bois tendre.
Cette opération a besoin d'être exécutée
avec ménagement et sans violence.

8° Dès le commencement des opérations qui viennent d'être décrites, c'est-
à-dire, dès l'arrivée du Noyé, un des
aides doit s'occuper de tout ce qui est
nécessaire pour réchauffer le corps.

9° Pendant qu'on s'applique à rétablir la respiration, l'aide remplit d'eau
le *caléfacteur*, et verse dans la galerie
inférieure l'Alcool nécessaire pour la
porter à l'ébullition ; une fois que cet
Alcool est éteint, l'aide introduit l'eau
chaude dans la bassinoire qu'on pro-
mène ensuite par-dessus le peignoir de
laine, sur la poitrine, le long de l'é-
pine du dos et sur le bas-ventre, en
s'arrêtant plus long-temps sur le creux

de l'estomac et aux plis des aisselles.
On frictionne les cuisses et les extrémités inférieures avec des *frottoirs* de laine
préalablement échauffés ; on frictionne
aussi la plante des pieds et l'intérieur
des mains, avec des *brosses*, sans cependant trop appuyer, surtout au commencement de l'opération.

10° Quels que soient les moyens
employés pour réchauffer le corps d'un
Noyé, il convient de se régler sur la température extérieure. Tant qu'il ne gèle
pas, on peut être moins circonspect.
Cependant, il ne faut jamais chercher,
particulièrement dès le début des secours, à exposer le corps du Noyé à une

chaleur supérieure à 35 degrés centigrades (28 Réaumur). Le degré de chaleur de la bassinoire est, il est vrai, plus élevé ; mais comme elle agit à travers une couverture ou une chemise de laine, et ne reste pas long-temps appliquée sur la même place , son action se trouve suffisamment affaiblie.

S'il gèle , au contraire, et si le Noyé, après avoir été retiré de l'eau , est resté exposé à l'air froid , assez long-temps pour que des glaçons se soient formés sur son corps , il faut, dès qu'il arrive et même avant son arrivée, ouvrir les portes ainsi que les fenêtres , afin d'abaisser la température au degré de

glace fondante (ce qu'on constate par
le thermomètre); lui appliquer sur le
corps des linges trempés dans de l'eau à
zéro d'abord, dont on élève peu-à-peu
la température. Cette élévation peut
être de deux degrés, toutes les deux
minutes; et, lorsqu'on est arrivé à
vingt degrés, on a recours aux frictions,
ainsi qu'à la chaleur sèche. Il faut en
même temps, refermer les portes et les
fenêtres, pour élever la température du
lieu où l'on donne des secours. Il ne
faut cependant pas que la chaleur du
local arrive plus haut que 17 degrés
du thermomètre centigrade (14 degrés
du thermomètre de Réaumur).

11° Tout en employant les moyens
nécessaires pour réchauffer le Noyé et
pour rétablir la respiration, on le frictionne, avec des *frottoirs* de laine chauds,
sur les cuisses, sur les bras; et, de
temps à autre, de chaque côté de l'épine
du dos; on brosse doucement, mais
long-temps, la plante des pieds ainsi que
le creux des mains. On peut aussi frotter, avec les *frottoirs* de laine, le creux
de l'estomac, les flancs, le ventre et les
reins, dans les intervalles de temps où
l'on n'y promènera pas la bassinoire.

12° Le malade donne-t-il quelques
signes de vie? il faut continuer les frictions et l'emploi de la chaleur, en

se gardant bien d'entreprendre rien qui puisse gêner, même légèrement, la respiration. Si le Noyé fait des efforts pour respirer, il faut, pendant quelque temps, discontinuer toute manœuvre de nature à comprimer la poitrine ou le bas-ventre.

13° Si, pendant les efforts plus ou moins pénibles que fait le Noyé pour aspirer l'air, ou pour le faire sortir, on s'aperçoit qu'il a des envies de vomir, il faut provoquer le vomissement, en chatouillant le fond de la bouche, avec la barbe d'une plume.

14° Dans aucun cas, il ne faut introduire le moindre liquide dans la bouche d'un Noyé, à moins qu'il n'ait repris ses sens, et qu'il puisse facilement avaler.

15° Si le médecin n'est pas encore arrivé, on peut faire prendre au malade une cuillerée d'*Eau-de-vie Camphrée* ou d'*Eau de Mélisse spiritueuse* mêlée à une cuillerée d'eau, et le coucher dans un lit bassiné, ou du moins sur un brancard garni d'un matelas et d'une couverture, en ayant soin de lui tenir la tête élevée.

16° Si le ventre est tendu, on donne un lavement d'eau tiède dans laquelle on a fait fondre une forte cuillerée à bouche de Sel. Mais il ne faut jamais employer ce moyen avant que la res-

piration et la chaleur soient bien réta-
blies.

17° Dans le cas où, après une demi-
heure de secours assidument administrés, le Noyé ne donnerait aucun signe
de vie, si le médecin n'était pas encore arrivé, on pourrait recourir à l'in-
sufflation de fumée de *Tabac* dans le
fondement.

Voici la manière de la pratiquer :

L'appareil qui sert à cet usage se
nomme *Appareil Fumigatoire*. Pour le
mettre en jeu, on humecte du *Tabac* à
fumer ; on en charge le fourneau formant le corps de la machine fumigatoire, et on l'allume avec un morceau

d'Amadou ou avec un Charbon ardent;
on adapte le *soufflet* à la machine :
quand on voit la fumée sortir abondamment du bec du chapiteau, on y
adapte le *tuyau fumigatoire*, au bout
duquel on ajoute la *canule* qu'on introduit dans le fondement du Noyé.

On fait mouvoir le *soufflet*, afin de
pousser la fumée dans les intestins du
Noyé. Si la *canule* se bouche en ren-
contrant des matières dans le fondement (ce qu'on reconnaît à la sortie de
la fumée au travers des jointures de la
machine, ou à la résistance du *soufflet*),
on la nettoie à l'aide de l'*aiguille à dégorger*, et l'on recommence, en ayant
8.

le soin de ne pas introduire la canule
aussi profondément.

Chaque injection de fumée devra durer une à deux minutes au plus, et, dans
aucun cas, elle ne devra être portée au
point qu'on s'aperçoive que le ventre
se ballonne (qu'il augmente de volume
d'une manière sensible, qu'il se gonfle
et se tende).

Après chaque opération, qu'on pourra
répéter plusieurs fois, de quart d'heure
en quart d'heure, à plusieurs reprises
on exercera de légères pressions sur le
ventre, de haut en bas; et, avant de
procéder à une nouvelle fumigation, on
introduira dans le fondement une *canule*

fixée à une *seringue* ordinaire vide, dont on tirera le piston vers soi, de manière à retirer l'air que les intestins pourraient contenir en excès.

18° Quand le Noyé revient à la vie, il faut, si l'on ne peut pas faire autrement, le porter sur le brancard, à l'hôpital le plus voisin; mais, lorsqu'on peut disposer d'un lit, on le bassine, et on y laisse reposer le malade, pendant une heure ou deux. S'il s'y endort d'un bon sommeil, on l'y laisse dormir. Au contraire, si sa face, de pâle qu'elle était, devient très colorée, pendant l'envie de dormir; et si, après avoir réveillé le malade, on le voit retomber dans un état de somnolence, on doit préparer des *Cata-plasmes de Moutarde* (voir CATAPLASMES DE MOUTARDE), et les lui appliquer entre les épaules, ainsi qu'à l'intérieur des cuisses et aux mollets. On lui posera, en même temps, huit *Sangsues* derrière les oreilles. Voir SANGSUES.

Composition de la boîte de secours aux Noyés.

Les Autorités Communales et les propriétaires riverains ont dû concevoir quelquefois l'idée de doter leur localité du bienfait d'une *boîte de secours* aux Noyés; nous seconderons leurs intentions, en donnant les renseignemens suivans.

La *boîte de secours* revient à l'Administration Municipale du Département
de la Seine, au prix suivant, savoir :

1° Le coffre (chez M. Aublet, entre-
preneur de serrurerie, rue de la Made-
deleine, n° 8). . . . . 34 fr.

2° Les instrumens et objets
accessoires (chez M. Samson,
rue de l'École-de-Médecine,
n° 3o). 9o   65

3° Médicamens, environ. . 16   »

TOTAL. . .14o   65

Voici le détail des objets contenus
dans la boîte de secours, suivant l'ordre
de leur emploi ordinaire :

1° Une paire de ciseaux, de 16 centimètres de long, à pointes mousses.

2° Un peignoir de laine.

3° Un bonnet de laine.

4° Une seringue ou pompe à air,
avec son tuyau élastique et sa canule à
narine.

5° Une petite boîte contenant un
mélange de graisse et de mine de plomb,
pour graisser l'ajutage et la douille de
la seringue à air.

6° Un levier de buis.

7° Un caléfacteur de demi-litre à un
litre.

8° Deux frottoirs de laine.

9° Deux brosses.

10° Une bassinoire à eau bouillante.

11° Le corps de la machine fumigatoire.

12° Son soufflet.

13° Un tuyau et une canule fumigatoire.

14° Une boîte contenant du Tabac à
fumer.

15° Une seringue à lavement avec canule.

16° Une aiguille à dégorger la canule.

17° Des plumes pour chatouiller la
gorge.

18° Une cuiller étamée.

19° Un gobelet d'étain.

20° Un biberon.

8..

21° Une bouteille contenant de l'Eau-de-vie Camphrée.

22° Un flacon contenant de l'Eau de Mélisse spiritueuse.

23° Un flacon renfermant un demi-litre d'Alcool.

24° Une petite boîte renfermant plusieurs paquets d'Emétique, chacun de 10 centigrammes (2 grains).

25° Un flacon à l'émeri et à large ouverture contenant 500 grammes (1 livre) de Chlorure de Chaux en poudre.

26° Un flacon de 200 grammes de Vinaigre.

27° 100 grammes de Sel Marin en trois paquets.

28° Des bandes à saigner ; des compresses et de la charpie.

29° Un nouet de Soufre et de Camphre pour la conservation des objets de laine.

30° Une palette.

31° Un briquet.

Outre ces objets, on place un Thermomètre centigrade, dans le local où la boîte de secours est déposée.

Sulfate de bi-Oxyde de Cuivre

(Empoisonnement par le). Voir CUIVRE.

Sulfate de Zinc (Empoisonnement par le). Voir POISONS IRRITANS.

Sulfure de Potasse ou **de Soude** (Empoisonnement par le). Voir POISONS IRRITANS.

Suspension (Asphyxie par la). Voir STRANGULATION.

Syncope. La *Syncope* est un accident plutôt qu'une maladie. Elle est caractérisée par la perte subite du sentiment et du mouvement, et par la suspension momentanée plus ou moins complète de la circulation et de la respiration.

L'individu chez lequel la *Syncope* se manifeste est tout-à-coup affaibli ; il ne peut plus rester debout; il tombe et semble s'affaisser. La face devient pâle et froide; les yeux, quoique ouverts, ne distinguent plus; en même temps la respiration est ralentie ou suspendue; les battemens du cœur sont faibles et lents; le pouls est insensible.

Ces symptômes suffisent pour caractériser la *Syncope*, et la faire distinguer de la perte de connaissance occasionnée par une *congestion cérébrale*; ce dernier accident s'accompagne ordinairement de la coloration de la face et des yeux, de la persistance des battemens du cœur et de la respiration.

Pour remédier provisoirement à la

Syncope, il convient, avant tout, de placer le malade dans une position horizontale, c'est-à-dire de le coucher, la tête aussi basse que le tronc ; de l'exposer à l'air frais. On emploie, en même temps, des excitans extérieurs, tels que l'eau froide qu'on lance à la face, avec force et en petite quantité ; des frictions sur la région du cœur et des tempes avec du Vinaigre, de l'*Eau de Mélisse spiritueuse* ou de l'*Eau de Cologne* ; on fait respirer du *Sel de Vinaigre* ou de l'*Éther*.

Lorsque la *Syncope* cesse, il faut se bien garder de rendre trop vite le malade à la position verticale ; elle provoquerait le retour de l'accident.

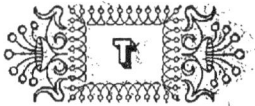

Tabac, *Nicotiana* (Empoisonnement par le). Voir POISONS NARCOTICO-ACRES.

Tanguin de Madagascar (Empoisonnement par le). Voir POISONS NAR-COTICO-ACRES.

Ticunas (Empoisonnement par le), poison de la vallée de l'Amazone. Voir POISONS NARCOTICO-ACRES.

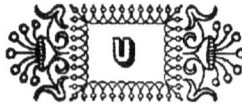

Upas Anthiar, *Anthiaris Toxicaria,* de Java (Empoisonnement par l'). Voir POISONS NARCOTICO-ACRES.

Upas Tieuté, de Java (Empoisonnement par l'). Voir POISONS NARCOTICO-ACRES.

Urane (Empoisonnement par les sels d'). Voir POISONS IRRITANS.

V

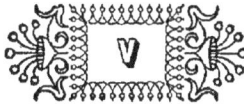

Vératrine (Empoisonnement par la). Voir POISONS NARCOTICO-ACRES.

Verdet (Empoisonnement par le). Voir CUIVRE.

Verre et **Émail.** L'ingestion du *Verre* ou de l'*Émail* en poudre dans l'estomac n'est pas un empoisonnement, à proprement parler ; ces substances

n'y peuvent exercer qu'une action mécanique.

Si le *Verre* ou l'*Émail* sont avalés en
poudre grossière, et tels que les frag-
mens soient plus ou moins anguleux,
piquans ou tranchans, il faut :

1° Faire prendre une nourriture pâ-
teuse, féculente et abondante, telle que
de la panade ou de la bouillie épaisse.

2° Si le médecin n'est pas arrivé, on
peut administrer l'Émétique, *Tartre
stibié* (5 centigrammes ou 1 grain), dissous dans un quart de verre d'eau ; et
l'on favorise encore le vomissement en
plongeant l'extrémité des deux doigts,
index et médius, dans l'arrière-bouche.

3° Après le vomissement, on fait prendre une *boisson Mucilagineuse*. Voir BOISSON MUCILAGINEUSE.

Si le *Verre* ou l'*Émail* a été pris en poudre extrêmement fine, il agira, à-peu-près de la même manière que toute autre poudre insoluble et indigeste ; et, dans ce cas, il pourra suffire d'administrer la *boisson Mucilagineuse*.

Vert-de-Gris (Empoisonnement par le). Voir CUIVRE.

Vinaigre (Empoisonnement par le). Voir POISONS IRRITANS et ACIDE CONCENTRÉ.

Vin Frelaté ou **Lithargyré** (Empoisonnement par le). Voir plomb.

Vipère (Morsure de la). On peut cautériser, soit avec un fer rouge, comme il a été dit pour la morsure d'un *chien enragé*, soit par l'application d'un caustique; mais ces opérations, pour être faites d'une manière propre à assurer la sécurité complète du blessé, réclament la main de l'homme de l'art, qu'il faut aller trouver sans délai.

Provisoirement, il convient de serrer le membre, en appliquant fortement une ligature circulaire (un mouchoir

ou une bande, si on en a une à sa dis-
position), au-dessus de la place mordue.

L'antipathie générale qu'inspirent les
reptiles nous dispense de recommander la prudence à leur approche ; il y a
plutôt lieu de chercher à prémunir le
public contre la crainte illusoire et la
perturbation, que souvent ont causées
certains animaux inoffensifs, tels que les
Couleuvres. La Vipère, le seul serpent
à redouter dans nos climats, se distingue
des Couleuvres dont la morsure est tout-
à-fait sans danger, par des signes carac-
téristiques de la tête.

La tête de la Vipère a forme de cœur,

un peu tronquée, à cause du museau;
elle est sensiblement plus large que le
corps. A peu de distance du museau,
est une petite ligne transversale noire;
derrière la tête sont deux lignes noires
très écartées, divergentes; et, derrière
chaque œil, une bande noire, large, se
prolongeant au loin sur les côtés du
corps; les yeux sont très vifs, ont l'iris
rouge et la prunelle noire.

La tête des Couleuvres représente
fréquemment une ellipse parfaite; mais,
le plus souvent, un ovale dont la partie antérieure, tronquée aussi du côté
du museau, est plus ou moins aplatie.

Vitriol Bleu, *Sulfate de Cuivre* (Empoisonnement par le). Voir CUIVRE.

Vomissement de Sang, *Hématémèse*. Tandis qu'on envoie chercher le médecin, on peut appliquer sur le creux de l'estomac, des linges trempés dans l'eau salée avec une poignée de sel de cuisine pour environ 1 litre d'eau. En outre, observez le même traitement provisoire que pour le *Crachement de sang* (Voir ces mots).

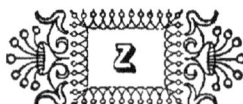

Zinc (Empoisonnement par les préparations de). Favoriser le vomissement
par des boissons abondantes, et principalement par celle du *Lait* étendu d'eau.
Voir POISONS IRRITANS.

RÉCAPITULATION

DES SUBSTANCES INDIQUÉES DANS CE DICTIONNAIRE,

POUR L'ADMINISTRATION DES

PREMIERS SECOURS.

———

Amadou,
Amidon,
Alcali volatil Fluor,

Carbonate de Potasse,
Cendres,
Cérat de Saturne,
Citron,
Craie,

Eau,

Eau Chlorurée,
— de Chaux,
— de Cologne,
— de Seltz,
— de Mélisse spiri-
tueuse,
Eau-de-Vie,
— Camphrée,
— Végéto-Minérale,
Éther Sulfurique,

9

Farine de graine de Lin,

—de graine de Moutarde,

Fer en poudre porphyrisé,

—réduit par l'Hydrogène,

Fleurs de Bourrache,

 — de Mauve,

 — Pectorales,

Graine de Lin,

Huile à manger,

Huile de Ricin,

Lait,

 — d'Amandes douces,

Limonade,

Magnésie calcinée,

Nitre,

Noix de Galles,

Œufs,

Per-Sulfure de Fer-Hydraté,

Proto-Sulfure de Fer,

Quinquina jaune concassé,

Racine de Guimauve,

Savon,

Sangsues,

Sel Marin,

 — de Vinaigre,

Sirop d'Éther,

 — de Gomme Arabique,

 — de Guimauve,

 — de Groseilles,

 — d'Ipécacuanha,

 — d'Orgeat,

Sirop de Vinaigre,

Sesqui-Oxyde de Fer-Hydraté,

Sparadrap,

Sucre,

Sulfate de Cuivre,

— de Magnésie,

— de Potasse,

— de Soude,

— de Zinc,

Tabac,

Tartre stibié,

Thé vert, Hyswin supr.,

— ou Perlé,

Thériaque,

Vin blanc,

— rouge,

— de Malaga,

Vinaigre de table,

— des 4 Voleurs,

Zinc en limaille.

Beaucoup de ces objets sont d'un usage domestique, et se trouvent, pour ainsi dire, dans toutes les maisons ; à l'égard des autres qui sont plus particulièrement officinaux, on a pu remarquer, en parcourant ce livre, que plu-

9.

sieurs sont fréquemment laissés au choix, comme susceptibles d'être remplacés les uns par les autres ; ce qui réduit à un petit nombre effectif les substances médicinales indispensables. Les personnes qui croiraient devoir s'en approvisionner à l'avance, parce qu'elles habitent loin de la ville, s'entendront, à cet égard, avec leur médecin.

On sentira combien il est à désirer, pour des cas d'urgence surtout, que toutes ces choses soient de qualité bonne et certaine ; car, il n'est pas d'objet, si minime en apparence, qui n'ait alors son importance réelle. Une solution de Gomme Arabique, une simple infusion

de Racine de Guimauve, par exemple,
seraient préférables à du Sirop de Gomme ou de Guimauve pris chez l'épicier
ou le confiseur. En général, nous enten-
dons que les préparations indiquées seront faites d'après la *Pharmacopée Française*.

Qu'on se tienne en garde surtout
contre la qualité très douteuse des *Pou-
dres* ou *Farines* provenant du commerce
en gros ; la *Farine de graine de Lin,* en
partie épuisée, est faiblement émol-
liente, quelquefois même, elle est telle-
ment ancienne et rancie, qu'elle exerce
une action irritante, absolument oppo-
sée à celle qu'on se proposait ; d'un

autre côté, la *Farine de graine de Mou-*
tarde, lorsqu'elle est éventée , a beaucoup perdu de la propriété rubéfiante
sur laquelle on doit pouvoir compter,
au besoin, pour opérer une dérivation
vive, prompte et puissante. On fera donc
bien de ne se servir que de *Farines de*
graine de Lin et de *Moutarde,* préparées
chez les Pharmaciens même.

INSTRUCTION

SUR LES

CHAMPIGNONS.

INSTRUCTION

SUR LES

CHAMPIGNONS.

GÉNÉRALITÉS.

Il nous a semblé qu'après avoir dit quels premiers remèdes sont applicables aux atteintes des *Champignons vénéneux*, il serait à propos d'ajouter quelques pages concernant les moyens propres à prévenir de tels accidens; d'indiquer aux personnes qui recherchent les *Champi-*

9.

gnons comestibles, les endroits où elles les recueilleront avec sécurité, et ceux où elles ne trouveraient, au contraire, que des espèces dangereuses ou suspectes; de leur faire connaître, non pas toutes les espèces de bons Champignons, mais le moyen de les distinguer des mauvais, dont la ressemblance avec les premiers disparaît heureusement devant une vérification facile de certains caractères des espèces, toujours correspondans au mode d'action particulier de la substance sur l'économie animale.

Le *Champignon*, comme le mot paraît l'indiquer, croît dans les champs, sans soins et sans culture. Ce corps sin-

gulier que l'obscurité de ses moyens de
reproduction, le mode non moins obscur
de son développement, l'absence de
feuilles et de racines apparentes, sa
diversité de formes et de couleurs, la
simplicité de sa texture, sa consistance
tendre ou molle, spongieuse ou coriace,
toutes ses propriétés physiques enfin,
rendirent long-temps difficile à classer,
est admis généralement dans le règne
végétal, où cependant il n'occupe qu'un
des derniers rangs parmi les corps organisés.

Les Champignons, *Fungi*, forment
une famille très nombreuse de plantes
Cryptogames, dénomination dérivée de

deux mots grecs qui signifient *noces cachées*.

CHOIX ET PRÉPARATION.

Les Champignons bons à manger croissent dans les bois découverts, sur leurs lisières, dans les friches gazonnées, parmi les mousses, ou sur les pelouses sèches, exposées au soleil.

Leur odeur est suave, elle est désignée sous la dénomination particulière d'*odeur de Champignon*.

Leur saveur est délicate et agréable.

La consistance de leur chair est plus ou moins ferme et cassante.

Il les faut récolter jeunes, et avant qu'ils aient dépassé leur développement complet; car les espèces les meilleures, si elles sont trop avancées, peuvent causer des indispositions. Souvent on use de la précaution de faire quelque temps macérer les Champignons dans de l'eau vinaigrée, qu'on a soin de rejeter ensuite.

Les *mauvais Champignons* ou *Champignons vénéneux* se reconnaissent aux conditions suivantes; il suffit même de l'une d'elles pour justifier la défiance.

On trouve les *Champignons vénéneux*

dans les bois épais, couverts, frais et humides; sur les vieux troncs et les souches pourries; sur les corps organisés en état de décomposition.

Leur odeur est déplaisante; plusieurs même exhalent une odeur infecte.

Leur saveur est poivrée, âcre à la langue ou amère.

La chair en est généralement molle, ou bien elle se rompt à la manière du liége, et, pour cette raison est dite de consistance *subéreuse;* ou bien encore la chair en est coriace. Leur cassure est souvent laiteuse.

Rien de plus incertain, de plus variable et obscur que la condition pre-

mière qui développe le principe toxique
des Champignons; l'expérience, trop
souvent funeste, nous a enseigné que
les genres, contenant les meilleures
espèces, sont également les genres
dans lesquels se trouvent les plus dangereuses; que l'âcreté du principe vénéneux, dans les mêmes espèces, varie
du plus au moins, d'après les circonstances de climat, de sol, de saison, le
degré de maturité, ou bien encore par
l'effet de certaine fermentation après la
cueillette, au point que des espèces ré-
putées les plus vénéneuses ont beaucoup
perdu de leur énergie, et que les plus
saines produisent des accidens graves.

Tout le monde sait que les végélaux
du Nord sont moins généreux en principes actifs, par conséquent en principes caustiques ou âcres que les végétaux
correspondans, mûris par la température vivifiante des climats méridionaux;
d'une autre part, on sait que les habitans barbares des régions septentrionales
d'Europe et d'Asie, à mesure que la
nature semble leur refuser l'aliment sa-
pide, deviennent avides des plus fortes
saveurs; l'huile de Baleine, les graisses
rances, les fruits sauvages sont les alimens dont ils s'accommodent le mieux;
et l'on assure même qu'ils mangent avec
délices de l'*Amanite-fausse-Oronge*, la

plus mortelle peut-être des espèces de Champignons, sans qu'elle paraisse produire sur eux d'autre effet qu'une torpeur, sorte d'ivresse analogue à celle que produit l'usage abusif de l'Opium sur les Orientaux. En contraste avec ce fait curieux, nous serions à même de citer des exemples récens d'empoisonnemens occasionnés par des *Morilles,* l'une des plus douces espèces de Champignons; il est vrai que ces *Morilles* avaient été récoltées depuis plusieurs jours, et conservées dans un lieu très chaud.

On n'a pas encore bien étudié la nature chimique du principe toxique des *Champignons,* mais on connaît sa solu-

bilité dans les véhicules aqueux, spiritueux, éthérés, et surtout acides ou
salés; elle est mise à profit dans les pays
du Nord où ces végétaux abondent, et
sont une grande ressource alimentaire,
pour les dépouiller de leur âcreté pernicieuse.

Au rapport des voyageurs, les Russes
recueillent, à l'époque de la maturité,
les variétés de l'*Amanite-fausse-Oronge*,
espèce des plus dangereuses, et les font
d'abord bouillir dans une grande quantité d'eau, pendant plusieurs minutes; il
les lavent ensuite dans de nouvelle eau
chaude qu'ils rejettent également; puis
les mettent macérer dans le vinaigre

ou dans l'eau salée de sel de cuisine;
enfin ils les font sécher; ou bien encore,
après la macération dans le vinaigre, au
lieu de les faire sécher, ils les salent, et
les conservent pour l'usage.

Ces procédés transforment le Champignon en une substance noire, aplatie,
légère au goût, un peu mucilagineuse,
assez agréable, et tout-à-fait innocente.
On la fait cuire le plus souvent avec de
l'huile, et on l'assaisonne.

Ces documens ne pourraient-ils pas
expliquer, jusqu'à certain point, l'asser-
tion bien extraordinaire de personnes,
honorables d'ailleurs, et dont le nom
même n'est pas sans autorité dans la

science, qui prétendent avoir mangé de
toute espèce de Champignons tendres,
sans jamais en être incommodées ? Le
plus sûr de beaucoup est pourtant de
ne pas s'y fier !

ORGANES DES CHAMPIGNONS.

Avant de donner les caractères botaniques de quelques espèces essentielles
à connaître, nous devons, pour l'intel-
ligence même des descriptions, dire de
quelles parties ou organes les *Champignons* peuvent se composer. Ces organes
sont :

1° Le *Chapeau*, *Chapiteau*, *Piléore*, ou la *Téte*, partie plus ou moins orbiculaire ou hémisphérique, charnue, dominant le *Champignon*.

2° La face inférieure du Chapeau ordinairement concave est garnie, soit de *Feuillets* ou *Lames* placées de champ, et qui s'étendent du centre à la circonférence, soit de *Tubes* ou *Pores* dirigés verticalement.

Les botanistes pensent que ces *Lames* ou ces *Tubes*, *Replis saillans*, simples *Veines* dans certains genres, sont formés par une membrane qui porte les semences, et que, pour cette raison, ils ont appelée *membrane séminifère*.

3° La *Tige*, dite plus ordinairement *Pédicule*, *Pied*, *Stipe*, sorte de queue ou pivot qui supporte le Chapeau; quand le pédicule manque, l'espèce est dite *sessile*.

4° Le Champignon très jeune a la forme d'un œuf, tantôt nu, tantôt renfermé dans une poche dite la *Bourse* ou le *Volva*; cette enveloppe s'ouvre et se déchire irrégulièrement, pour laisser sortir le Champignon, quand il prend de l'accroissement.

5° Dans un grand nombre d'espèces, le chapeau est entièrement recouvert, ou seulement sa face inférieure est recouverte d'une membrane nommée *Té-*

gument ou *Voile ;* dans le second cas,
elle s'attache, d'une part, à toute la circonférence de cet organe, de l'autre au
sommet du Pédicule.

6° Le Voile, finissant par se déchirer,
laisse autour du Pédicule un lambeau
circulaire, nommé *Collier*, *Collet* ou
Anneau.

7° Les *organes reproducteurs* de cette
classe de végétaux sont encore peu con-
nus ; ils se présentent ordinairement
sous forme de poussière fine, placée
dans l'intérieur du Champignon , ou
étendue sur les Lames ; les petits corps
composant cette poussière sont nommés
Sporules.

Nous ne faisons que mentionner les *Racines*, petites fibres blanchâtres, très déliées, et généralement à peine sensibles à l'œil.

GENRES DES CHAMPIGNONS.

Parmi les Genres nombreux de Champignons, les seuls qui renferment à-la-fois des espèces vraiment dangereuses et des espèces comestibles, sont les *Agarics*, et surtout les *Amanites*.

Les Espèces qui pourraient être nuisibles dans les autres Genres, dont les plus répandus trouveront ici place, se révèlent par des propriétés physiques, assez désagréables ou même repoussantes, pour qu'on ne soit pas tenté de les manger.

GENRE AGARIC (Agaricus).

Le Genre *Agaric* comprend toutes les Espèces de Champignons dont le Chapeau est garni, à sa face inférieure, de *Lames perpendiculaires* et *rayonnantes*, *simples* et *entières*. Ce Genre n'a *point de Bourse*.

Les principales Espèces d'*Agarics* sont

10

divisées, d'après M. le professeur Achille Richard, en quatre groupes ou sections.

SECTION I.

Espèces à Pédicule central et pourvu d'un Collier ou Anneau.

ESPÈCE AGARIC DES CHAMPS, ou *Champignon Ordinaire* , *Champignon des Bruyères*, ou vulgairement *Champignon Boule-de-neige*, *cultivé*, *Saussiron* de la Meuse (*Agaricus Campestris*, de Bulliard). Voir figure 1, planche 1.

C'est la seule Espèce de Champignons frais, sauf la *Morille* au Printemps, qu'on vende sur les marchés de Paris, parce qu'elle est cultivée, et qu'elle pourvoit amplement aux besoins de la consommation. Cette circonstance favorable d'ailleurs à une culture assez importante, a l'avantage de rendre simple, facile et certaine l'inspection exercée sur cette sorte de denrée, dans l'intérêt de la santé des habitans. Et l'on conçoit que la surveillance eût été insuffisante et trop souvent illusoire, si elle eût embrassé la vente publique d'un grand nombre d'Espèces de Champignons recueillis de toutes mains dans la campagne.

Pour l'immense consommation de la Capitale, on se procure artificiellement ce Champignon qu'on nomme encore

10.

Champignon de Couche, parce qu'on le fait venir sur des couches de fumier et de crottin de cheval, en y projetant ces filamens blancs et floconneux qu'on désigne sous le nom de *Blanc de Champignon,* et qui sont en effet le seul moyen de propagation de cette espèce (1).

L'aspect général du *Champignon de Couche* est blanc, quelquefois légèrement brunâtre. Voici ses autres caractères botaniques :

---

(1) Consulter, pour la culture du Champignon, l'excellent article *Couches à Champignons* de la *Maison rustique du* XIXᵉ *siècle,* tome *Horticulture,* page 36 et suivantes ; on peut y consulter aussi l'article *Champignons,* pour ce qui concerne la récolte.

Chapeau convexe, lisse, uni, large de 5
à 8 centimètres (2 à 3 pouces).

Lames, de couleur rosée ou vineuse un
peu terne, et qui noircit quand le
Champignon vieillit; inégales, étroites
et distinctes du Pédicule.

Pédicule à-peu-près cylindrique, *non
renflé*, pourvu d'une Collerette plus
ou moins complète ; plein, charnu ;
haut de 3 à 5 centimètres (1 à 2 pouces).

Le *Champignon Ordinaire* est exempt
de danger, pourvu qu'on le cueille avant
son complet développement, c'est-à-
dire, avant que son Chapeau ne se soit
étalé, tandis que ses bords sont en

quelque sorte repliés en dedans, et pourvu qu'il soit employé frais.

On se doit méfier d'une Espèce d'un autre Genre que ce Champignon, et qui lui ressemble par le port et la forme; c'est l'*Amanite Vénéneuse* de Persoon, l'une des Espèces que Bulliard avait à tort rangé parmi les *Agarics*. Il est facile de la distinguer à son pédicule renflé à la base ou bulbeux; à sa saveur âcre, et à son odeur forte et nauséabonde. Voir figure 1, planche 2.

ESPÈCE AGARIC ÉLEVÉ, vulgairement *Boutarot, Cormelle, Coulemelle, Couleuvrée, Couleuvrelle, Coulsé, Golmelle,*

Grisette, Parasol, Poturon, Vertet, etc. (*Agaricus Procerus* de Persoon, *Agaricus Colubrinus* de Bulliard*). Voir figure 11, planche 1.

Ce Champignon croît en Automne; il s'élève quelquefois à la hauteur de 33 centimètres (1 pied). Son aspect général a une teinte bistre étendue sur le blanc.

Chapeau d'abord ovoïde, puis étalé, large de 27 à 33 centimètres (10 à 12 pouces), convexe, couvert d'écailles imbriquées.

Lames blanches, inégales, peu nombreuses, formant une sorte de bourrelet au sommet du Pédicule.

Pédicule élevé de 3o à 33 centimètres (11 à 12 pouces), reçu dans une dépression du Chapeau, bulbeux à sa base, un peu dur, coriace, et pour cette raison rejeté.

Odeur et saveur agréables.

Au lieu de ce champignon de bonne qualité, on a quelquefois récolté l'*Agaric Annulaire*, *Tête de Méduse* de Paulet (*Agaricus Annularius* de Bulliard). Pour éviter une erreur pareille, on se rappellera d'abord que l'*Agaric Annulaire* ne croît pas aux lieux où nous avons dit se trouver les bons Champignons; ensuite, on peut le reconnaître à son *Pédicule* écailleux à la partie supérieure, laquelle est de plus garnie d'un *Collier* entier et concave, c'est-à-dire redressé en forme de godet; glabre, ou garni de petites écailles.

SECTION II.

Espèces à Pédicule central et dépourvues de Collier.

ESPÈCE AGARIC MOUSSERON (*Agaricus Mouceron* de Bulliard). Voir figure 1, planche 3.

L'*Agaric Mousseron* ressemble au *Champignon de Couche* par la taille et par sa couleur blanchâtre un peu fauve. Il est très charnu.

Chapeau de 4 centimètres (1 pouce 1/2)

10..

au plus de diamètre; très convexe,
presque globuleux, luisant; circonférence un peu sinueuse.

Lames étroites, serrées, et entièrement
blanches.

Pédicule haut de 3 à 4 centimètres (1
pouce à 1 pouce 1/2); l'absence de
Collier distingue cette Espèce du
Champignon Ordinaire. On peut tor-
dre le Pédicule sans le rompre.

Chair blanche, cassante et d'une saveur agréable.

On rencontre l'*Agaric Mousseron* du
côté de Neuilly-sur-Marne; mais il est
commun surtout dans le Midi de la
France; il y est de qualité plus savou-

reuse, ainsi qu'un *Agaric Muscat* qui
conserve son parfum, même après la
dessiccation.

Espèce Agaric faux Mousseron,
vulgairement *Mousseron d'Automne*,
de *Dieppe* ou *Godaille*, *Mousseron
Pied-dur* (*Agaricus Pseudo-Mouceron*,
de Bulliard). Voir figure ii, planche 3.

Diffère légèrement de la précédente
Espèce par sa couleur extérieure qui est
jaune-roussâtre, et par son *Chapeau* un
peu mamelonné au centre.

Ne confondez pas les Espèces précédentes avec de petits *Mousserons sus-*

pects ; vous les reconnaîtrez à leur *Chapeau* dont la face supérieure est humide, dont la substance est molle ; à leur *Pédicule* creux et cassant, et à leur saveur désagréable.

SECTION III.

Espèces à Pédicule central contenant un suc, et pour cette raison dites LACTAIRES.

Ces espèces sont en général suspectes; cependant quelques-unes peuvent être mangées sans inconvénient; il se fait une consommation assez grande de l'Espèce suivante, recueillie dans les forêts de Sapins, où elle croît abondamment et par touffes.

Espèce Agaric Délicieux (*Agaricus Deliciosus* de Schœffer). Voir figure 11, planche 2.

Chapeau orbiculaire, large de 5 à 7 centimètres (2 à 2 pouces 1/2); un peu concave en dessus; d'abord jaune, marqué de zones plus foncées, il devient souvent fauve et même rougeâtre.

Lames inégales, de couleur plus pâle.

Pédicule jaune épais, charnu, ferme et plein, de 5 à 8 centimètres (2 à 3 pouces) de hauteur.

Si l'on casse l'*Agaric Délicieux*, il en sort un suc jaune rougeâtre plus ou moins intense, et produisant une légère âcreté qui se dissipe par la cuisson. Ce Champignon conserve néanmoins une saveur poivrée.

Malgré le surnom qui le recommande aux amateurs, nous conseillons de n'en user, comme d'aliment, qu'après l'avoir fait tremper quelque temps dans l'eau vinaigrée, qu'on doit ensuite rejeter.

On distinguera ce Champignon de deux espèces dangereuses : l'*Agaric Caustique* et l'*Agaric Meurtrier.*

ESPÈCE AGARIC CAUSTIQUE (*Agaricus Pyrogalus* de Bulliard). Voir figure 1, planche 4.

Chapeau atteignant un diamètre de 8

à 16 centimètres (3 à 6 pouces); d'a-
bord convexe, puis presque plane,
un peu déprimé au centre; tantôt
rouge, et tantôt d'un jaune livide;
souvent marqué de zones noirâ-
tres.

Lames nombreuses, inégales, adhérentes
au Pédicule; elles sont, ainsi que celui-ci, de la même couleur que le Chapeau.

Pédicule haut de 2 à 4 centimètres (1
pouce à 1 et 1/2), nu, plein, cylindrique, épais de 3 millimètres environ
(3 à 4 lignes).

Suc laiteux, blanc, âcre et caustique
à sa maturité.

Espèce Agaric Meurtrier ; vulgairement *Calalos* des Bordelais, *Morton,
Mouton-zoné*, *Raffoult*, *Rougeole à lait
àcre* (*Agaricus Necator* de Bulliard,
A. Terminosus de Schœffer). Voir figure
ii, planche 4.

Chapeau dont le diamètre ne dépasse pas
10 centimètres (3 pouces 1/2); sa face
supérieure, d'abord convexe, puis
plane, puis concave dans le centre,
est couverte de peluchures plus foncées, qui lui donnent un aspect velu;
elles disparaissent avec l'âge. Cette
face est souvent marquée de zones
concentriques dont la nuance tannée
va s'éteignant vers la circonférence;

les bords roulés en dessous, très velus et frangés, grandissent souvent plus d'un côté que de l'autre.

Lames inégales, blanchâtres ou de couleur jaune pâle, en petit nombre, et formant un bourrelet, à leur insertion au Pédicule.

Pédicule cylindrique, plein, nu, épais et haut de 10 à 12 centimètres (3 à 4 pouces) au plus.

La chair est ferme; un suc laiteux et blanc découle de sa brisure.

Sa saveur est âcre et caustique.

Ce Champignon se rencontre communément, dans les bois, parmi les gazons, à la fin de l'Été et en Automne.

SECTION IV.

Espèces à Pédicule latéral.

Le *Pédicule* est conique, il s'insère latéralement à la circonférence du *Chapeau.*

Nous ne mentionnons le caractère distinctif des Espèces de cette section que pour signaler un groupe de Champignons vénéneux.

GENRE AMANITE (Amanita).

Le genre *Amanite* offre les caractères suivans : Champignon sortant d'une

Bourse ou *Volva; Chapeau* garni en dessous de *Lames* rayonnantes et supportées par un *Pédicule* plus ou moins renflé à sa base, ou *bulbeux*.

Ce genre qui renferme les Espèces les plus meurtrières, diffère donc du Genre précédent (*Agaric*) surtout par l'existence d'un *Volva*.

Espèce Amanite-Oronge-Vraie, vulgairement *Cadran*, *Dorade*, *Irandja*, *Jaune d'œuf*, *Jazeran*, *Jaxeraud* (*Amanita Aurantiaca* de Persoon; *Agaricus Aurantiacus* de Bulliard*). Voir planche 5.

Cette bonne Espèce se présente d'a-

bord sous la forme d'un œuf, parce que
le *Volva* qui l'enveloppe est entièrement
blanc. Puis celui-ci, venant à se sépa-
rer, à la partie supérieure, en plusieurs
lobes, le *Chapeau* et le *Pédicule* se déve-
loppent rapidement. On les reconnaît
aux caractères suivans :

Chapeau convexe, d'une belle couleur
rouge orangé ; strié, large de 12 à 15
centimètres (4 à 5 pouces).

Lames jaunes, inégales, épaisses.

Pédicule jaune, cylindrique, plein, portant un *Collier* membraneux et rabattu.

Il est très important de ne pas confondre cette espèce avec la suivante,

qui lui ressemble beaucoup, et qui est fort dangereuse.

Espèce Amanite-fausse-Oronge, vulgairement *Agaric aux Mousses* (*Amanita Muscaria* de Persoon, *Agaricus Pseudo-Aurantiacus* de Bulliard). Voir planche 6.

Cette Espèce vénéneuse présente les caractères suivans :

Volva ne recouvrant pas complétement le Champignon.

Chapeau marqué de plaques jaunâtres et irrégulières.

Lames blanches.

Pédicule blanc.

Dans la même Section se trouve en-core une espèce extrêmement dange-reuse; c'est la suivante.

Espèce Amanite Vénéneuse (*Amanita Venenosa* de Persoon); elle réunit plu-sieurs variétés, considérées à tort comme des espèces distinctes par divers auteurs, et faussement attribuées au genre *Agaric*.

Le chapeau de l'*Amanite Vénéneuse* est parsemé de plaques écailleuses.

Les trois variétés suivantes se recon-naissent à la couleur que chacune des dénominations indique :

1ʳᵉ variété. *Amanite Bulbeuse blanche* dit *Oronge Ciguë blanche* de Paulet

(*Agaricus Bulbosus Vernus* de Bulliard),
elle est blanche dans toutes ses parties.
Voir figure 1, planche 7.

2ᵉ variété. *Amanite Sulfurine* ou
Oronge Ciguë jaunâtre de Paulet (*Amanita Citrina* de Persoon).

Chapeau, ainsi que l'*Anneau*, d'une couleur jaune Citron, marquée de taches
ou verrues brunes.

Pédicule long de 8 à 11 centimètres (3 à
4 pouces).

3ᵉ variété. *Amanite Verdâtre, Oronge
Ciguë Verte* de Paulet (*Amanita Viridis*
de Persoon. *Agaricus Bulbosus* de Bulliard).

Ce sont ces variétés dont nous avons

dit qu'il fallait bien prendre garde de ne les pas confondre avec le *Champignon de Couche*, ainsi que cela se trouve expliqué à l'occasion de ce Champignon. Le Bulbe de l'*Amanite Vénéneuse* est un caractère constant et très distinctif.

En définitive, l'*Oronge Vraie* diffère de la *Fausse Oronge* et des variétés vénéneuses, 1° par le *Volva* qui enveloppe entièrement l'*Oronge Vraie* dans sa jeunesse ; 2° par la couleur orangée de son Chapeau, qui du reste n'est jamais tacheté de verrues blanches ni parsemé d'écailles ; 3° par ses Lames qui ne sont jamais blanches ; ces caractères sont trop saillans pour ne pas prévenir toute erreur.

GENRE BOLET (Boletus).

On peut avancer d'une manière générale, que toutes les Espèces de *Bolets* dont la substance est tendre et charnue peuvent être mangées sans inconvénient. Il n'y a d'Espèces vénéneuses que parmi celles dont la substance est coriace et subéreuse.

Ce Genre, d'après M. le professeur A. Richard, comprend tous les Champignons charnus ou subéreux dont le

Chapeau est garni de *Tubes* ou de *Pores* très rapprochés à sa surface inférieure.

Tous les *Bolets* peuvent être rangés en deux Groupes ou Sections, l'une comprenant les *Bolets à Pédicule central ;* l'autre, les *Bolets sans Pédicule.*

SECTION I.

Espèces Bolets à Pédicule central.

Parmi une vingtaine d'Espèces ou Variétés, cette section n'en présente aucune qui soit vraiment vénéneuse, mais plusieurs seraient désagréables à manger, soit parce qu'elles sont de consistance molle et spongieuse, soit à cause de l'amertume de leur saveur, ainsi qu'elle se fait remarquer particulièrement dans le *Bolet Chicotin* (*Boletus Felleus* de Bulliard). Leur chair, quand on l'a coupée, se colore plus ou moins en rose ou en rouge.

Espèce Bolet comestible, vulgairement comme *Bolé*, *Bruguet*, *Cèpe* ou *Ceps*, *Giroule*, *Porchin-Potiron* (*Boletus Edulis* de Bulliard). L'usage en est beaucoup moins répandu dans le Nord que dans l'Ouest de la France, dans le Midi et en Italie. On le reconnaît aux caractères suivans : Voir figure 1, planche 8.

Couleur teinte fauve ou jaune grisâtre.

11.

Chapeau convexe, hémisphérique, épais, charnu, large de 12 à 15 centimètres (4 à 5 pouces).

Tubes d'abord blancs, prenant plus tard une teinte jaunâtre.

Pédicule épais et charnu, renflé en Bulbe à sa base ; présentant des veines réticulées, c'est-à-dire croisées en réseau ; haut de 11 à 14 centimètres (4 à 5 pouces).

La chair du *Bolet Comestible* est tendre, blanche, et ne change pas de couleur, après qu'on l'a rompu.

Sa saveur est douce, agréable, et rappelle tout-à-fait celle du *Champignon de Couche.*

Espèce Bolet Orangé, vulgairement *Gyrole Rouge*, *Fonge Orange*, *Roussile;* (*Boletus Aurantiacus* de Bulliard). Voir figure ii, planche 8.

Chapeau convexe, large, épais, d'un beau rouge orangé.

Tubes blancs.

Pédicule gros, renflé, hérissé de petites pointes rouges.

La chair est blanche, légèrement rose, après la cassure.

Cette Espèce ou Variété est assez bonne : il la faut manger jeune; on la corrige d'ailleurs, en la faisant macérer dans de l'eau vinaigrée.

On trouve assez fréquemment dans

les diverses parties de la France, d'autres Espèces de *Bolets* qu'on mange, comme les deux précédentes. Nous citerons entre autres : 1° le *Bolet Bronzé, Ceps Noir* (*Boletus Æreus* de Bulliard), d'un brun noirâtre; 2° le *Bolet Blanc* (*Boletus Albus* du même), d'un blanc de lait; 3° le *Bolet Rude* (*Boletus Scaber* de Persoon).

SECTION II.

Espèces Bolets sans Pédicule.

Nous nous bornons à indiquer ce groupe qui présente seulement des Variétés plus ou moins dures ou subéreuses (c'est-à-dire de consistance analogue à celle du liége); nous mentionnerons toutefois le *Bolet Ongulé*, autrement *Bolet de Chéne*, dit *Agaric des Chirurgiens, des Pharmacies* (*Boletus Ungulatus* Bulliard, *Boletus Igniarius*, Sowerb.)

GENRE MORILLE (Morchella).

Champignons charnus, sans *Volva*, dont le Chapeau plus ou moins globuleux est recouvert supérieurement de larges alvéoles, ayant des bords membraneux et persistans. La description d'une seule Espèce fera connaître ce Genre déterminé par Dillenius.

ESPÈCE MORILLE ORDINAIRE ou *Commune* (*Morchella Esculenta* de Persoon). Sa couleur est grisâtre.

Chapeau le plus souvent elliptique, à-peu-près rabattu, adhérent complétement au Pédicule, couvert de cellules très creuses et fort irrégulières.

Pédicule blanc, court, épais, lisse et fistuleux.

Cette Espèce croît dans les terrains calcaires des bois, dans les endroits découverts, et surtout aux places où l'on a brûlé du charbon. Elle se conserve pen-

dant long-temps, quand on l'a fait des-
sécher; à cet effet, on traverse les Pédi-
cules avec un fil, et l'on forme des cha-
pelets qu'on suspend dans un lieu sec.

D'autres Espèces ou Variétés diffèrent
de celle-ci par le Chapeau plus ou moins
allongé, et par la couleur d'un jaune
fauve ou tirant sur le brun ; toutes sont
bonnes à manger, et ne varient que par
la saveur plus ou moins délicate.

Une analogie trompeuse de forme
pourrait, jusqu'à certain point, faire
confondre ces plantes avec celles du
Genre *Phallus;* c'est pour cela que nous
allons donner une notion de ces der-
nières.

11..

GENRE PHALLUS.

La description de l'Espèce principale
fera bien distinguer le Genre entier.

Espèce Satyre (*Phallus Impudicus*).
Volva prenant origine au plus bas du
Pédicule. Il a primitivement l'aspect
et la forme d'un œuf de Poule.

De sa base part une *Racine longue
et pivotante.*

Le *Volva* est originairement rempli
d'une matière gélatineuse, abondante
et épaisse; cette enveloppe membra-

neuse se divise en lanières, par suite
de l'accroissement du Champignon
qui s'allonge d'une manière rapide,
et pour ainsi dire élastique.

Chapeau tombant en forme de cloche
du sommet perforé du *Pédicule*, et
entourant celui-ci sans y adhérer;
extérieurement creusé de cellules po-
lygones assez profondes, remplies
d'une matière verte, d'abord so-
lide, puis bientôt liquide, épaisse,
gluante, dont l'odeur est infecte,
cadavéreuse et se répand au loin.
Cette matière ne paraît être qu'une
masse de très petites semences mêlées
avec une substance gélatineuse.

Pédicule long de 11 à 13 centimètres
(4 à 5 pouces), blanchâtre, formé
d'un tissu réticulé, c'est-à-dire en
réseau ; fortement plissé avant son
développement complet, puis se di-
latant rapidement à cette époque ;
cylindrique, renflé vers son milieu,
fistuleux et creusé de cellules profondes à sa surface.

GENRE CHANTERELLE (Cantharellus).

Les caractères du Genre sont un *Chapeau* membraneux ou charnu, dont la
partie inférieure ou *Membrane Sémini-*

fère présente des *Plis* ou *Veines* qui rayonnent, se divisent (1) et se rejoignent (2). Ce *Chapeau* est avec ou sans Pédicule, central ou latéral. Le *Pédicule* ne présente jamais ni *Volva*, ni *Collier*.

ESPÈCE CHANTERELLE COMESTIBLE, *Cassine*, *Chevrette*, *Chevrille*, *Escraville*, *Gallinace*, *Gyrole ordinaire*, *Jaunelet*, *Mousseline*, etc. (*Cantharellus Cibarius* de Fries, *Merulius Cantharellus* de Persoon et Decandolle, *Agaricus Cantharellus* de Bulliard).

---

(1) Sont *Dichotomes*.

(2) *S'anastomosent*.

La couleur de ce Champignon, tant extérieure qu'intérieure, est entièrement d'un beau jaune d'or.

Chapeau d'abord convexe et arrondi; puis évasé, presqu'en entonnoir; généralement irrégulier et lobé sur les bords, c'est-à-dire sillonné.

Pédicule dilaté à son sommet et se continuant insensiblement avec le Chapeau; il est nu, plein, charnu, épais de 2 centimètres (5 à 10 lignes).

La saveur de ce Champignon cru est un peu poivrée.

On ne confondra pas cette Espèce avec la suivante, dont l'odeur ni la saveur ne sont aussi agréables.

Espèce Fausse Chanterelle (*Cantharellus Nigripes* de Persoon ; *Agaricus Cantharelloïdes* de Bulliard*). En voici les signes distinctifs :

Chapeau d'un jaune sale.

Pédicule noir, plus long du double et plus grêle que celui de la *Chanterelle Comestible.*

GENRE CLAVAIRE (Clavaria).

Suivant M. Adolphe Brongniart, ce Genre se divise en deux Sections, savoir : 1° *Clavaire* en forme de Buisson; 2° *Clavaire* en forme de Massue.

SECTION I.

Clavaire en forme de buisson.

Champignon s'élevant à la hauteur de 5 à 11 centimètres (2 à 4 pouces), sous l'aspect de buissons formés d'une tige plus ou moins grosse et courte, qui se divise en un grand nombre de rameaux comprimés, rapprochés, et d'une longueur à peu-près égale.

Les meilleures Espèces sont les suivantes :

Espèce Clavaire fauve, *Balai, Barbe de Bouc, Barbe de Chèvre, Bouquin-barbe, Espignette, Cheveline, Gallinette, Gan-*

teline, *Mainotte, Poule, Pied de Coq, Tri-*
pette (*Clavaria Flava* de Fries, *Clavaria*
Coralloïdes de Bulliard).

Cette espèce est roussâtre ou d'un
jaune orangé.

Sa tige, grosse de 3 centimètres (1
pouce) environ, est blanchâtre; ses rameaux simples inférieurement se divi-
vent en haut; ils sont égaux, formant
une tête arrondie, de 9 à 11 centimètres
(3 à 4 pouces).

Espèce Clavaire Coralloïde, *Buisson*
(*Clavaria Coralloïdes* de Linné), ne
diffère de la précédente que par sa couleur toute blanche, et par ses rameaux

de longueur inégale et moins ramassés.

SECTION II.

Clavaire en forme de massue.

ESPÈCES simples, en forme de massue, tantôt très renflée, comme dans la *Clavaire Pistillaire*, la plus grande du genre, et qui ne vient que sur terre, tantôt allongée, comme dans la *Clavaire Cylindrique*. Aucune des Espèces de cette seconde Section, dont un grand nombre croissent sur les feuilles mortes ou dans les bois pourris, n'est bonne à manger.

FIN.

TABLE SYNONYMIQUE

DES DÉNOMINATIONS VULGAIRES ET BOTANIQUES

DES CHAMPIGNONS

MENTIONNÉS DANS LA PRÉCÉDENTE INSTRUCTION.

Noms vulgaires et Botaniques.	Noms Botaniques.	Pages.
Agaric (Genre)	Agaric (Genre) . . .	217
— Annulaire. . . .	— Annulaire. . . .	224
— aux Mousses. . .	Amanite Fausse Oronge.	237
— Caustique. . . .	Agaric Caustique . . .	230
— Délicieux. . . .	— Délicieux . . .	229
— Élevé	— Élevé	222
— des Champs. . .	— des Champs. . .	218
— des Chirurgiens. .	Bolet de Chêne	247
— Mousseron. . . .	Agaric Mousseron. . .	225
— Meurtrier	— Meurtrier . . .	231
Amanite (Genre). . . .	Amanite (Genre) . . .	234
— Bulbeuse Blanche.	— Bulbeuse-Blanche.	238
— Fausse Oronge. .	— Fausse Oronge. .	237

Noms vulgaires et Botaniques.	Noms Botaniques.	Pages.
Amanite Oronge Vraie. .	*Amanite Oronge Vraie.*	235
— Sulfurine. . . .	— *Sulfurine.* . .	239
— Vénéneuse . . .	— *Vénéneuse* . .	238
— Verdâtre. . . .	— *Verdâtre.* . .	239
Balai.	*Clavaire Fauve.*	256
Barbe-de-Bouc.	— *Fauve.*	256
Bolé.	*Bolet Comestible.* . . .	243
Bolet (Genre).	*Bolet (Genre).*	241
Bolet Comestible. . . .	— *Comestible.* . . .	243
— Blanc.	— *Blanc*	246
— Bronze.	— *Bronze.*	246
— Chicotin.	— *Chicotin*	243
— Comestible. . . .	— *Comestible.* . . .	243
— de Chêne.	— *Ongulé.*	247
— Ongulé	— Idem.	247
— Orangé	— *Orangé.*	245
— Rude.	— *Rude.*	246
Boule de neige.	*Champignon Ordinaire.*	218
Bouquin-Barbe.	*Clavaire Fauve.*	256
Boutarot.	*Agaric Élevé.*	222
Brugnuet.	*Bolet Comestible.* . . .	243

Noms vulgaires et Botaniques.	Noms Botaniques.	Pages.
Buisson............	*Clavaire Coralloïde...*	257
Cadran...........	*Amanite Oronge Vraie.*	235
Calalos..........	*Agaric Meurtrier...*	232
Cassine..........	*Chanterelle Comestible..*	253
Cèpe...........	*Bolet Comestible....*	243
Ceps..........	Idem.......	243
Ceps noir........	— *Bronzé.....*	246
Champignon Cultivé...	*Champignon Ordinaire.*	218
— de Bruyères.	Idem......	218
— de Couche..	Idem......	218
— Ordinaire..	Idem......	218
Chanterelle (Genre)...	*Chanterelle (Genre)...*	252
Chanterelle Comestible..	— *Comestible..*	253
Cheveline........	*Clavaire Fauve....*	257
Chevrille........	*Chanterelle Comestible..*	253
Chevrotte.......	— Idem...	253
Clavaire (Genre)....	*Clavaire (Genre)...*	256
— Coralloïde...	— *Coralloïde..*	257
— Cylindrique...	— *Cylindrique..*	258
— Fauve.....	— *Fauve....*	256
— Pistillaire....	— *Pistillaire...*	258
Cormelle.......	*Agaric Élevé.....*	222

Noms vulgaires et Botaniques.	Noms Botaniques.	Pages.
Coulmelle.	Agaric Élevé.	222
Couleuvrée.	Idem.	222
Couleuvrelle.	Idem.	222
Coulsé.	Idem.	222
Dorade.	Amanite Oronge Vraie.	235
Escraville.	Chanterelle Comestible.	253
Espignette.	Clavaire Fauve.	257
Fausse Chanterelle	Fausse Chanterelle.	255
— Oronge.	Amanite Fausse Oronge.	237
Faux Mousseron	Faux Mousseron.	227
Fonge Orange.	Bolet Orangé	245
Gallinace.	Chanterelle Comestible.	253
Gallinette.	Clavaire Fauve.	257
Ganteline.	Idem.	257
Godaille.	Agaric Faux Mousseron.	227
Golmelle.	Agaric Élevé.	222
Grisette.	Idem.	223
Gyrolle Ordinaire	Chanterelle Comestible.	253

Noms vulgaires et Botaniques.	Noms Botaniques.	Pages.
Gyrolle Rouge.	*Bolet Orangé.*	245
Giroule.	*Bolet Comestible.* . . .	243
Irandja.	*Amanite Oronge Vraie.*	235
Jaune d'œuf.	Idem.	235
Jaunelet	*Chanterelle Comestible.* .	253
Jaxeraud.	*Amanite Oronge Vraie.*	235
Jazeran.	Idem.	235
Mainotte.	*Clavaire Fauve.* . . .	257
Morille (Genre). . . .	*Morille (Genre).* . . .	247
— Commune. . . .	— *Ordinaire.* . .	248
Morton.	*Agaric Meurtrier.* . . .	232
Mousseline	*Chanterelle Comestible.* .	253
Mousseron d'automne. .	*Agaric Faux Mousseron.*	227
— de Dieppe. .	Idem.	227
— Pied-dur. . .	Idem.	227
Mouton Zoné	*Agaric Meurtrier.* . .	232
Oronge Ciguë Blanche. .	*Amanite Bulbeuse Blanche.*	238
— Jaunâtre. .	— *Sulfurine* . . .	239
— Verte. . .	— *Verdâtre* . . .	239

Noms vulgaires et Botaniques.	Noms Botaniques.	Pages.
Oronge Vraie	Amanite Oronge Vraie.	235
Parasol.	Agaric Élevé.	223
Phallus (Genre).	Phallus (Genre)	250
Pied de Coq.	Clavaire Fauve.	257
Porchin-Potiron.	Bolet Comestible.	243
Poturon.	Agaric Élevé.	223
Poule.	Clavaire Fauve.	257
Raffoult.	Agaric Meurtrier	232
Rougeole à lait âcre.	Idem.	232
Roussile.	Bolet Orangé.	245
Satyre.	Satyre	250
Saussiron.	Champignon Ordinaire.	218
Tête de Méduse.	Agaric Annulaire.	224
Tripette.	Clavaire Fauve	257
Vertet.	Agaric Élevé.	223

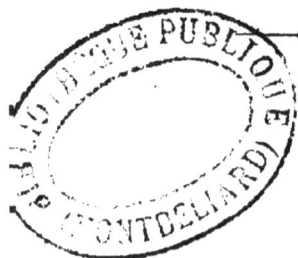

IMPRIMÉ CHEZ PAUL RENOUARD,
rue Garancière, 5.

Pl. 1.

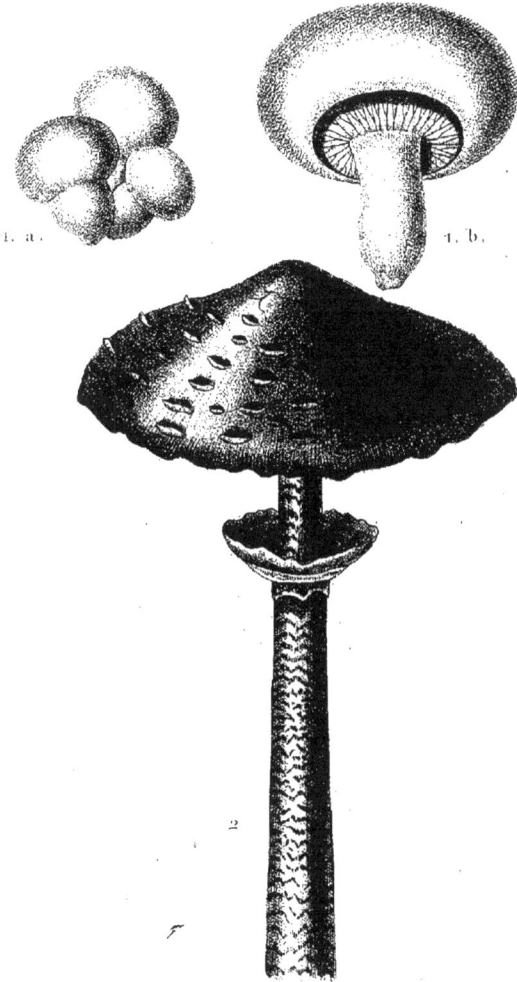

1. a. 1. b.

2

Ch. Vauthier pinx. Chaubard sculp.

1. a. b. Champignon Ordinaire — Agaricus Campestris.
2. Agaric Élevé — Agaricus Procerus.

Pl. 2.

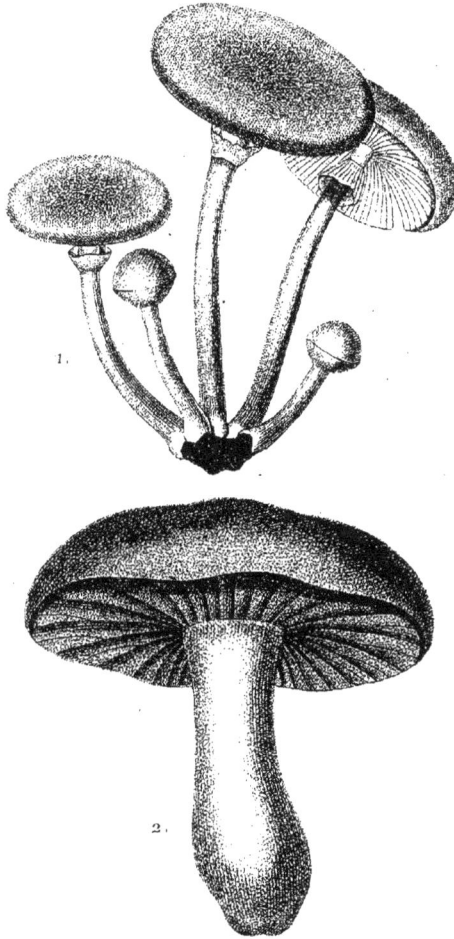

C. Vauthier pinx.

Choubard sculp.

1. Agaric Annulaire — Agaricus Annularius.
2. Agaric Délicieux — Agaricus Deliciosus.

Pl. 5.

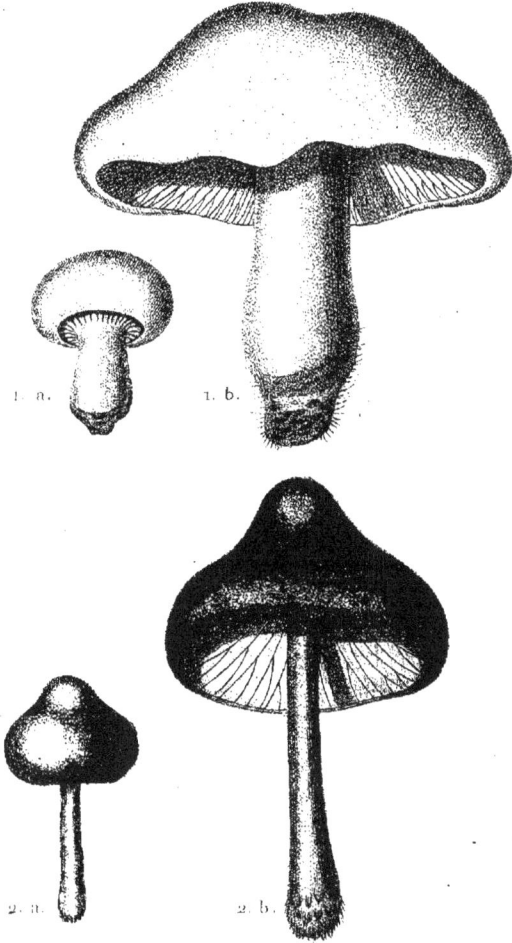

1. a.   1. b.

2. a.   2. b.

Cvo pinx.   Choubard sculp.

Agaric mousseron — Agaricus mousserons.
Agaric faux mousseron — Agaricus Pseudo-mousseron.

Pl. 4.

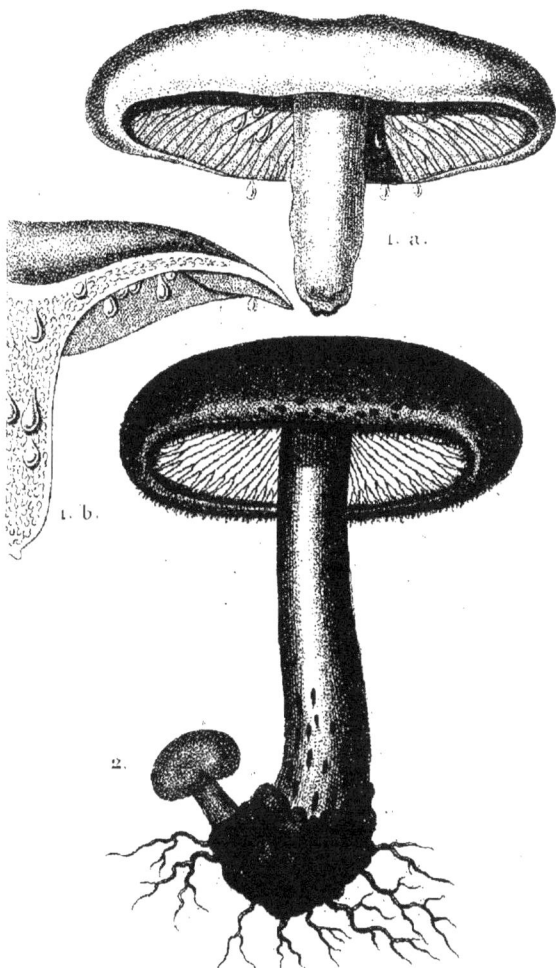

1. a.

1. b.

2.

C. Lauthier pinx.

Choubard sculp.

1. a. b.   Agaric Caustique — Agaricus Pyrogalus.
2.   Agaric Meurtrier — Agaricus Necator.

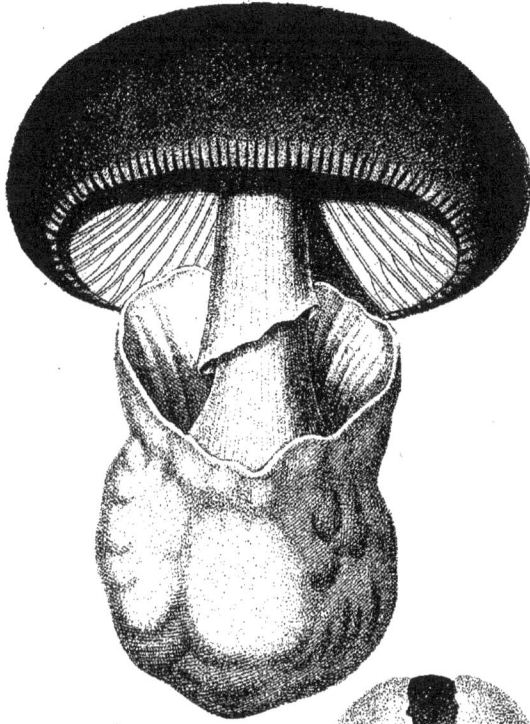

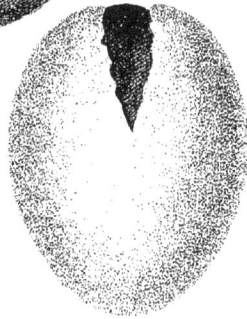

Pl. 5.

E. Vauthier pinx.   Chaubard sculp.

Amanite Oronge vraie — *Amanita aurantiaca*

Pl. 6.

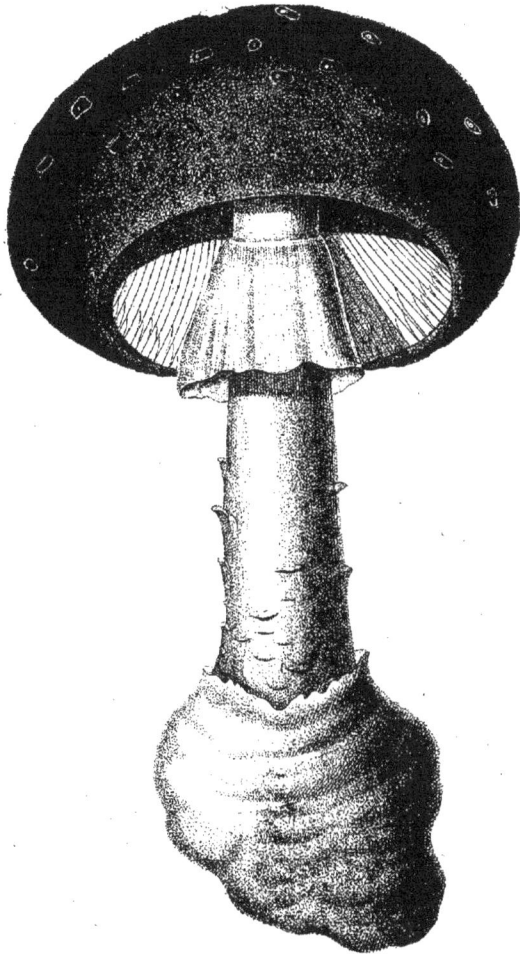

C. Vauthier pinx.   Chaubard sculp.

Amanite fausse Oronge — Amanita muscaria.

Pl. 7.

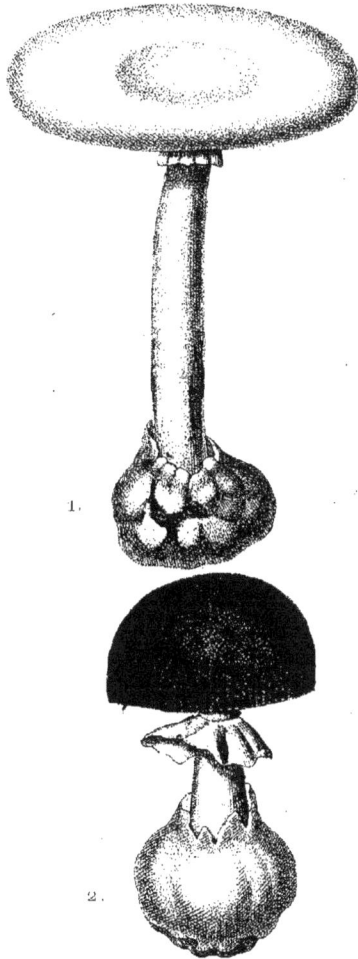

1.

2.

C. Vauthier pinx.   Choubard sculp.

1. Amanite — Orange Ciguë blanche.
2. Amanite — Orange Ciguë verte.

Pl. 8.

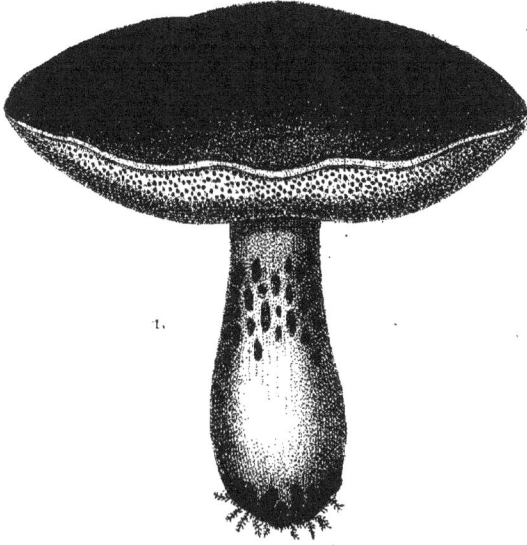

1.

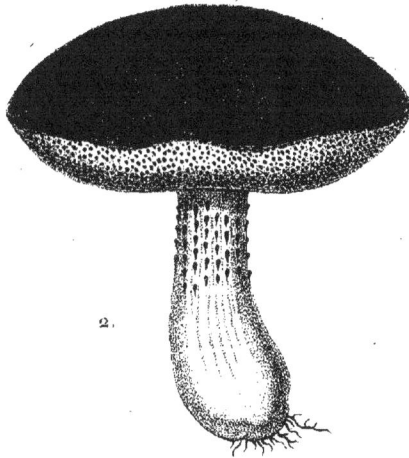

2.

Vauthier pinx.

Choubard sculp.

1. Bolet Comestible — Boletus Edulis.
2. Bolet Orangé — Boletus Aurantiacus.

ALIBERT (le baron). — PHYSIOLOGIE DES PASSIONS, ou nouvelle doctrine des sentimens moraux, 2 vol. in-8. 3ᵉ édition augmentée de deux chapitres sur les PASSIONS, l'AMOUR et la JALOUSIE. 1837, ornée de 17 belles gravures. 16 fr.

LE MÊME OUVRAGE, 4 vol. in-18, édition classique ornée de 4 gravures. Paris, 1843. 7 fr.

BARSE, expert chimiste près les tribunaux de Paris, l'un des auteurs du Manuel de l'appareil de Marsh. — MANUEL DE LA COUR D'ASSISES DANS LES QUESTIONS D'EMPOISONNEMENT à l'usage des magistrats, des avocats, des experts, des jurés et des témoins, ou Recueil des principes de la Toxicologie, ramenés à des formalités judiciaires, constantes et invariables, depuis le commencement de l'instruction d'une affaire jusqu'à sa décision en Cour d'assises, contenant des travaux inédits sur plusieurs points de la science, par M. **ORFILA**, 1 vol. grand in-18. 3 fr. 50 c.

BAUTIER. — TABLEAU ANALYTIQUE DE LA FLORE PARISIENNE, d'après la méthode adoptée dans la Flore française de MM. de LAMARCK et de CANDOLLE, etc., 5ᵉ édit., revue, corrigée et augmentée, 1843, in-18, broché. 3 fr. 50 c.

DESCURET (J.-B.-F.), docteur en médecine, et docteur èslettres. — LA MÉDECINE DES PASSIONS, ou les passions considérées dans leurs rapports avec les maladies, les lois et la religion. 2ᵉ ÉDITION revue et augmentée. 1 fort vol. in-8 de 800 pages. Paris, octobre 1848. Prix. 8 fr.

DIVISION DE L'OUVRAGE.

DES PASSIONS EN GÉNÉRAL. — De la définition des Passions. — De leur division ; théorie nouvelle des besoins. — De leur siège. — De leurs causes. — Des signes qui les font reconnaître. — De leur marche, complication et terminaison. — De leurs effets sur l'organisme et sur la société. — De leur traitement médical, législatif et religieux. — De la récidive dans la maladie, dans le crime et dans la passion. — Des passions comme moyen thérapeutique. — Des Passions dans leurs rapports avec la folie. — Des Passions chez les animaux.
DES PASSIONS EN PARTICULIER. — PASSIONS ANIMALES : De l'Ivrognerie. — De la Gourmandise. — De la Colère. — De la Paresse. — De la Peur. — Du Libertinage. — PASSIONS SOCIALES : De l'Amour. — De l'Orgueil et de la Vanité. — De l'Ambition. — De l'Envie et de la Jalousie. — De l'Avarice. — De la Passion du Jeu. Du Suicide. — Du Duel. — De la Nostalgie. — PASSIONS INTELLECTUELLES : Manie de l'Étude. — Manie de la Musique. — Manie de l'Ordre. — Manie des Collections. Du Fanatisme artistique, politique et religieux.

HOLLARD. — ÉTUDE DE LA NATURE pour servir à l'éducation de l'esprit et du cœur, comprenant les faits les plus importans de la Physique et de la Chimie générale, de l'Astronomie, de la Météorologie, de la Géologie, de la Botanique et de la Zoologie. Ouvrage couronné par la Société de la Morale Chrétienne qui l[...] . 4 vol. in-12. 12 fr.

www.ingramcontent.com/pod-product-compliance
Lightning Source LLC
Chambersburg PA
CBHW070233200326
41518CB00010B/1543